孕产妇

营养全知道

马冠生　王小丹　主编

U0209542

清华大学出版社

北京

图书在版编目（CIP）数据

孕产妇营养全知道 / 马冠生，王小丹主编 . —北京：清华大学出版社，2020.2
ISBN 978-7-302-54745-7

Ⅰ . ①孕…　Ⅱ . ①马…　②王…　Ⅲ . ①孕妇—营养卫生—基本知识②产妇—营养卫生—基本知识　Ⅳ . ① R153.1

中国版本图书馆 CIP 数据核字（2020）第 000944 号

责任编辑：李　君
封面设计：钟　达
责任校对：赵丽敏
责任印制：杨　艳

出版发行：清华大学出版社
　　　　　网　　　址：http://www.tup.com.cn，http://www.wqbook.com
　　　　　地　　　址：北京清华大学学研大厦 A 座　　　邮　　编：100084
　　　　　社 总 机：010-62770175　　　　　　　　　邮　　购：010-62786544
　　　　　投稿与读者服务：010-62776969，c-service@tup.tsinghua.edu.cn
　　　　　质量反馈：010-62772015，zhiliang@tup.tsinghua.edu.cn
印 装 者：三河市宏图印务有限公司
经　　销：全国新华书店
开　　本：145mm×210mm　　　印　张：4.125　　字　数：78 千字
版　　次：2020 年 4 月第 1 版　　印　次：2020 年 4 月第 1 次印刷
定　　价：45.00 元

产品编号：083278-01

编委名单

主　编　马冠生　王小丹

副主编　张　娜　张　曼

编　者（按姓氏笔画排序）

卢士军　农业农村部食物与营养发展研究所

闫心语　北京大学公共卫生学院

李亦斌　北京大学公共卫生学院

何海蓉　北京大学公共卫生学院

张　玉　北京大学公共卫生学院

张　帆　海南医学院公共卫生学院

张建芬　北京大学公共卫生学院

周明珠　北京大学公共卫生学院

郭　雯　北京大学公共卫生学院

黎牧夏　北京大学公共卫生学院

　　孕育生命是一个既神奇又幸福的过程。在这个过程中，营养是物质基础，没有这个物质基础，生命也就不复存在。很多人都知道要保证孕期营养才能生出健康的宝宝，但往往忽略了孕前营养摄入的重要性。其实，孕前合理营养与孕期合理营养一样重要，都是促进母婴健康的前提和关键。

　　准备要宝宝的女性在怀孕前就要做到合理膳食、适量的身体运动，践行健康的生活方式，做好自身的营养物质储备，为生命的孕育打好物质基础。

　　怀孕后，宝宝在妈妈身体里生长发育所需要的所有营养都来自妈妈。如果妈妈摄入的营养不足，她的身体会消耗自身营养来优先满足宝宝发育所需要的营养。从这一点就可以看出母亲的伟大！知道怀孕的消息时心情是喜悦的，但也有不少孕妇会出现早孕反应。反应轻的，恶心、不愿意吃饭；反应重的，闻到油烟味就会呕吐，甚至一点东西都吃不下。该如何减轻早孕反应？孕吐严重吃不下饭是否会影响宝宝的健康呢？这些问题在本书中都能得到专业的解答。

随着宝宝不断发育，需要的营养物质越来越多，如果孕妇持续长时间营养不良，即使消耗自身储备也满足不了宝宝的需要，会对宝宝的发育产生不良影响，孕妇自己的身体也会遭到损害。当然，也不是营养越多越好。孕妇如果摄入过多的能量，容易导致自身体重增长过快，增加宝宝变成巨大儿的风险，不但生产的时候遭罪，还给宝宝的健康埋下隐患。所以，孕期合理营养至关重要。

经历了 10 个月的孕育，宝宝终于降生啦！首先要知道的是母乳是孩子最好的、最适合的食物，千万不要轻易放弃母乳喂养。母乳喂养不仅对宝宝的身体健康和心理发育有益，对妈妈来说也是好处多多。有的妈妈产后很快就有奶水、有的妈妈几天后才有、有的甚至刚开始母乳喂养时奶水不足，不够宝宝吃。面对这些问题时产妇们不要过于焦虑和担心，只要掌握科学的哺乳方法和下奶方法，母乳喂养就会得心应手，产妇一定要建立母乳喂养的信心，不要轻言放弃。另外，要掌握科学的坐月子方法，下奶汤也要正确地喝，不要被一些落后的观念误导。

宝宝在出生 6 个月内，纯母乳喂养可以满足宝宝的所有营养需求。6 个月之后，母乳营养就不够了，这时候就需要及时、合理地添加各种辅食，同时还要注意从小培养孩子健康的饮食习惯。

由此可知，合理营养如此重要，那怎样才能做到合理营养呢？民间关于怀孕和坐月子有很多传统说法，比如"怀孕了就应该多躺少动安心养胎，孕妇吃的多孩子才长得壮，坐月子的时候不能刷牙、洗澡，坐月子要每天喝红糖水补血……"这些说法该如何分辨对错？孕、产妇究竟该如何做才是科学的呢？相信很多孕妇都有相同的困惑，对于孕期如何合理饮食、如何控制体重、产褥期饮食有哪些禁忌、如何进行母乳喂养等一系列问题渴望得到正确的指导。

为了解答这些问题，马博士健康团悉心撰写本书。主编王小丹是位孕育两个宝宝的营养学博士生，副主编张娜、张曼均是资深的营养学博士。她们经历过孕育生命的过程，对其中的快乐和困惑都深有体会，因此，本书内容不是纯理论知识的讲解，而是结合她们养育儿女时亲身经历的一些总结、体会和思考。

本书共分为 3 篇："健康孕育篇"介绍了备孕及孕期女性的营养与健康知识；"快乐哺乳篇"介绍了产褥期及哺乳期女性体重管理、合理膳食、母乳喂养等知识；"简单易做营养餐篇"介绍了 10 种简易且营养美味的孕期及哺乳期营养餐。编写本书的目的在于用正确、科学且通俗易懂的语言解答孕、产妇可能遇到的实际营养问题和困惑、提供正确的营养健康与母乳喂养知识。由于时间和编者学识有限，对书中存在的不足之处，敬请同行专家和读者指正。

编者

2019 年 10 月

目 录

CONTENTS

快乐哺乳篇

简单易做营养餐篇

孕产期营养有多重要？
答案超乎你的想象！

对家庭而言，孩子是最核心的存在。家长对子女寄予厚望，希望他们健康快乐，希望他们开心成长，当然最好还能成为人中龙凤。印度电影《起跑线》里描述了一对夫妻为了孩子不输在起跑线上而经历的一系列挣扎。家长在孩子成长道路上不断地投入大量时间和金钱，报各种培训班，不断敦促孩子开发智力、锻炼身体、学习功课、培养兴趣……人人都说，现在家里最忙的是孩子。

然而，对于一个孩子而言，真正的起跑线是什么呢？真的是早教、奥数、钢琴十级？也许并不是！孩子之间的竞争打从娘胎里就开始了，孕产期妈妈的营养是孩子一生的健康基石！

早在1995年，英国著名临床流行病学专家大卫·巴克就提出了"胚胎起源"和"生命早期营养程序化"的假说，认为妊娠期营养不良会引起宝宝生长发育失调，从而导致成年后心脑血管疾病、糖尿病、肥胖、血脂异常等慢性病风险增加。随后该假说被不断验证。2006 年，联合国营养执行委员会正式提出了"生命早期 1000 天"的概念，即从妊娠到孩子出生后 2 岁的这个阶段。这 1000 天对于人的一生而言看似很短暂，却被认为是能影响一生的关键时期。首先，宝宝在子宫内生长期间直至出生后几个月内，其所需的营养都来自妈妈，孕期和哺乳期营养将直接影响孩子的生长发育情况。这期间的良好营养是孩子健康发育的基础——特别是大脑智力发育。良好的营养还有助于增强孩子的免疫力，减少生病次数。其次，生命早期 1000 天被认为是通过营养干预来降低慢性病风险的可塑窗口期，这段时间的良好营养状况能使孩子成年后患肥胖、心脑血管疾病和糖尿病等慢性疾病的风险降低。

可见，对于准备孕育下一代的孕妇而言，保证良好的营养状况不仅有利于自身健康，更是对孩子负责任的做法，这才是让孩子真正赢在了起跑线！

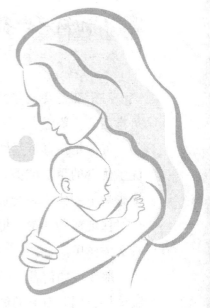

健康孕育篇

1 如何科学备孕？

对于准备要宝宝的女性而言，是否需要备孕呢？答案是肯定的。要想生出聪明健康的宝宝，科学备孕很重要！

备孕是指育龄女性在怀孕前有计划地做前期准备，是优生优育的重要前提。女性备孕期间的营养和健康状况直接影响下一代，并会长期影响自身和宝宝的健康。科学备孕对保证成功怀孕、提高生育质量、预防不良妊娠结局具有重要作用。

那么该如何备孕呢？准备要宝宝的女性应该先进行健康体检，明确双方的健康状况；养成良好的生活习惯，使身体达到最佳状态；同时要调整心理状态，消除影响受孕的不良情绪及心理障碍，积极乐观地迎接新生命的到来。具体应做到以下几点：

第一，健康体检。进行健康体检的目的是了解夫妻双方的健康和营养状况，防止某些疾病或营养素缺乏对受孕、宝宝发育及自身健康带来不利影响。女性进行孕前健康体检时需要关注是否患有乙型肝炎、牙周病等感染性疾病，糖尿病、高血压等慢性疾病，以及卵巢囊肿、子宫肌瘤等妇科疾病，还应关注血红蛋白浓度（反映是否贫血）、叶酸水平和尿碘含量等身体指标参数。需要注意的是，夫妻双方都应接受孕前体检。虽说女性的健康和营养状况与宝宝发育的关系更为密切，但男性的身体状况也并非完全没有影响。

第二，调整体重。很多研究发现，女性怀孕前的体重与孕期并发症、宝宝出生体重、宝宝死亡率等方面有着密切联系，太胖或太瘦的女性都比体重适宜的女性更容易出现并发症或不良妊娠结局。因此，女性在怀孕前将体重调整到合适的范围很重要。

如何判断自己的体重是否合适？最简单的办法就是看BMI，也就是"体质指数"，它是最常用的衡量胖瘦程度的标准之一，如图 1 所示。BMI= 体重（千克）/身高（米）^{2}。BMI 在 18.5 ~ 23.9 千克 / 米^2 范围内可认为是正常体重；小于 18.5 千克 / 米^2 为低体重；24.0 ~ 27.9 千克 / 米^2 为超

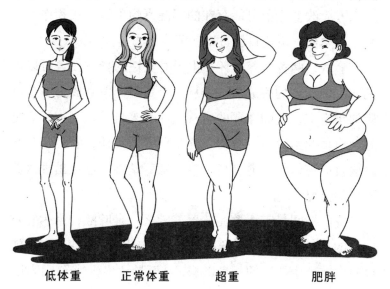

|低体重|正常体重|超重|肥胖|

图 1　4 种女性体态

重；大于等于 28.0 千克 / 米 ^{2} 为肥胖。孕前处于超重、肥胖或是低体重状态的女性都需要在备孕期间进行调整，最好将 BMI 调整到 18.5 ~ 23.9 千克 / 米 ^{2}。

第三，戒烟戒酒。吸烟、饮酒等行为会影响精子和卵子质量，还可能对受精卵着床和胚胎发育产生不利影响，因此备孕夫妇应该戒烟戒酒，同时远离二手烟。

第四，合理运动。健康的身体是孕育健康宝宝的重要条件，而合理运动是保持身体健康不可或缺的重要因素。良好的身体素质不仅能增加受孕几率，还能为女性怀孕后更从容地应对身体各方面挑战打下坚实基础。

第五，规律作息。健康的生活方式、规律的作息、充足的睡眠才能维持良好的身体和心理状态。备孕阶段的夫妻双方应改变之前可能存在的不健康的生活方式和作息时间，不熬夜，不让自己过度疲劳或压力过大。

第六，储备营养。怀孕生子对女性的身体而言可以说是人生中最大的挑战之一，从一个受精卵发育成为一个健康的小宝宝，期间需要的所有营养都来自母亲。为了能更好地肩负起给宝宝发育提供充足营养的重任，女性从备孕阶段就应该做好营养储备，打好营养基础，避免出现营养不良的情况。

备孕期间最需要关注的营养素之一是叶酸，因为它对宝宝的神经管发育有着至关重要的作用，叶酸缺乏有可能会对宝宝产生严重的不良影响，甚至导致出生缺陷。因此，备孕女性要及时补充叶酸。

备孕期间还需要保证适量的铁和碘储备，既有利于成功受孕，也可降低发生不良妊娠结局的风险。补铁可以通过常吃富含铁的食物或直接补充铁剂来实现。备孕女性可根据自身情况而定，如果能够摄入足够的富含血红素铁的食物（每天吃瘦肉 50 ~ 100 克；每周吃 1 次动物血和肝脏，每次 20 ~ 50 克），同时常吃富含维生素 C 的新鲜蔬菜和水果，若血红蛋白处在正常水平，就不需要额外补充铁剂。若不能做到从食物中摄入足够的铁，或已出现缺铁性贫血，则应在医生或营养师指导下服用铁剂。碘的摄入主要来自加碘盐和富含碘的食物。孕妇应选用加碘盐，并且每周摄入 1 次富含碘的海产品，如海带、紫菜等以维持体内正常的碘水平，避免因缺碘影响宝宝身体和智力发育。

2 叶酸应该怎么补？

备孕和怀孕期间需要补充叶酸的常识已被越来越多的人知晓，但叶酸应该怎么补？什么时候补？单纯叶酸片好还是多维片好？

首先来了解一下叶酸。叶酸是 B 族维生素之一，最初是从菠菜叶子中分离提取出来，因此得名"叶酸"。叶酸在人体内不能合成，只能通过食物或膳食补充剂摄取。叶酸对细胞分裂和组织生长具有极其重要的作用。孕期孕妇对叶酸的需要量增加，如果叶酸摄入不足可使先兆子痫、胎盘早剥的发生风险增高，还可能引起胎盘发育不良从而导致自发性流产。叶酸缺乏并患有巨幼红细胞性贫血的孕妇，易出现宝宝宫内发育迟缓、早产及宝宝低出生体重的现象。孕早期缺乏叶酸是导致宝宝神经管畸形的主要原因之一，神经管闭合是在胚胎发育的第 3～4 周，如果此时叶酸缺乏，会使神经管不能闭合，从而导致以脊柱裂和无脑畸形为主的中枢神经系统发育异常。叶酸对宝宝出生后的健康发育也有重要作用。宝宝通过脐带从母体获得叶酸，当母亲体内叶酸水平低时，宝宝体内叶酸储备也会减少，宝宝出生后迅速生长会使叶酸很快消耗尽，不仅会影响宝宝的生长和智力发育，还会使其较正常宝宝易发生巨幼红细胞性贫血。

根据《中国居民膳食营养素参考摄入量》，孕妇的叶酸摄入量应达到每天 600 微克，除了要常吃含叶酸丰富的食物外，还应每天额外补充 400 微克叶酸。

因此，为保证胚胎早期就有良好的叶酸营养状态，备孕女性应从准备怀孕前 3 个月开始每天补充 400 微克叶酸，并持续整个孕期。还应常吃富含叶酸的食物，如动物肝脏、蛋类、豆类、绿叶蔬菜、水果及坚果类。每天应该保证摄入 400 克蔬菜，且其中一半以上为新鲜深色蔬菜。

叶酸虽重要，却不是多多益善。大剂量服用叶酸也可能发生不良反应，会影响锌的吸收而导致锌缺乏，使宝宝发育迟缓，导致低出生体重的概率增加。叶酸的可耐受最高摄入量（UL）为每天 1000 微克，也就是说孕妇每天最多可摄取 1000 微克叶酸（由于从食物中摄入过量叶酸未发现不良反应），除了食物、叶酸补充剂外，一些针对孕妇的营养素补充剂、孕妇奶粉中也含有叶酸，如果同时摄取这些产品，应该注意叶酸的总摄入量。

市面上补充叶酸的产品很多，有单纯叶酸片，还有复合维生素矿物质补充剂，其常见成分除了叶酸之外，还可能有铁、钙、维生素 D 等。至于选哪种，需要因人而异，主要看日常膳食的情况。如果孕妇胃口不错，肉、蛋、奶、谷物、蔬菜、水果都能足量食用，基本能从食物中获得充足的营养，那么只需要额外补充叶酸即可；如果每天饮食不是很均衡，不能从食物中获得全面、充足的营养，那么适合孕期的复合维生素矿物质营养补充剂是更好的选择。

不得不提，有些怀二胎的孕妇发现家里还有怀大宝时买的叶酸片，也没仔细看有效期就接着吃上了。如果不小心吃了过期的叶酸片会有什么影响呢？首先说说有效期是个什么概念，它是指营养素补充剂产品在规定的贮藏条件下质量能够符合规定要求的期限。如有效期规定为 2018 年 10 月，那么在 2018 年 10 月 31 日前该产品仍然有效。过了有效期，其品质会下降，也可能由于所合成成分的性质发生改变而影响人体健康。

因此，服用任何营养素补充剂前都应仔细查看有效期，一旦发现过期便不应继续服用。

但就是不小心吃了过期的叶酸片怎么办呢？会对宝宝

产生不利影响吗？叶酸是一种水溶性的 B 族维生素，一般来说，过期的叶酸片不至于对人体产生有害影响，只是效果会打折扣。如果孕妇没有感觉到身体不适，不需要过于担心。但过期的叶酸片可能导致补充的叶酸剂量不足，所以需要检查一下叶酸片过期了多长时间，过期时间越短，其性质发生改变的程度越小。一旦发现正在服用的叶酸片过期了，应马上更换在有效期内的叶酸片，并按时产检，做好各项排畸检查。

3. 怀孕后身体会有哪些变化？

当女性体内成熟的卵子完成受精那一刻即为妊娠的开始，通俗来讲就是怀孕了。从受精卵形成直到宝宝出生的整个过程就是孕期，平均 38 周左右，一般分为孕早期、孕中期和孕晚期三个阶段。在此期间胚胎在孕妇体内由小到大不断发育成长，无论宝宝还是妈妈，都在经历着一系列复杂的生理变化，既神奇又自然，如图 2 所示。

那么，怀孕以后女性的身体究竟会发生哪些变化呢？

第一，激素水平变化。孕妇体内的人绒毛膜促性腺激素（HCG）从受精卵着床后开始升高，怀孕 8 ~ 9 周时达到最高，之后再开始下降。目前的早孕检测也主要是通过检测尿或血中 HCG 的水平来帮助判断是否怀孕。除了

HCG 外，孕妇体内的人绒毛膜生长素（HCS）、雌激素、孕激素等都会发生变化，以适应孕育宝宝的需要。怀孕后雌激素水平的升高，使孕妇容易出现牙龈肥厚、牙龈炎和牙龈出血；而孕激素水平的升高会造成孕妇胃肠活动减弱，胃口不好，容易出现恶心、呕吐、反酸、消化不良、便秘等问题。

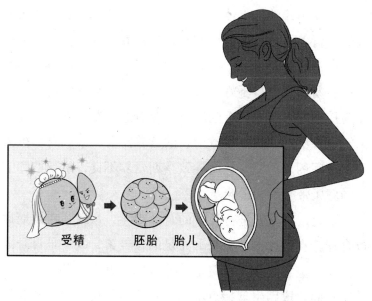

受精　　胚胎　胎儿

图2　生命的孕育过程

第二，血容量增加。孕妇自怀孕 6 ~ 8 周起血容量开始增加，使血液被稀释，红细胞数量相对降低，容易出现贫血。因此，女性怀孕期间要特别注意补铁补血。

第三，肾脏负担加重。为了有效排出自身和宝宝代谢产生的废物，孕妇的肾脏负担会加重，也会导致一些氨基酸、水溶性维生素等营养素的流失增多。

第四，体重增加。随着宝宝的不断长大，怀孕后女性的体重会明显增加，增加量因人而异，平均会增重 12 千克左右。

女性怀孕后身体发生的这些变化使其在膳食和营养方面的需求与孕前有所不同。一方面肚子里的宝宝在长大过程中需要不停地从母体获取营养，同时孕妇还要为产后泌乳做好营养储备，使得孕妇对各种营养素的需求增加；另一方面，受激素变化、宝宝压迫、妊娠并发症等因素影响，孕妇容易出现胃口不好，甚至经常恶心、呕吐的情况，有时为控制妊娠糖尿病等问题还需要有意控制饮食。这样一来，就会出现"宝宝日益增长的营养需要和孕妇营养摄入不足之间的矛盾"，从而导致孕期营养不良，给孕妇和宝宝的健康带来不利影响。

因此，对孕妇进行科学的营养指导，帮助其在孕期通过合理膳食和营养补充获取充足的营养素，既满足自身需求，又为宝宝健康发育奠定营养基础，就变得尤为重要。孕期不同阶段因生理特点不同，对营养的具体要求和侧重点也有所不同。掌握孕早期、孕中期和孕晚期各自的生理特点和营养需求，保证孕期营养均衡以及科学避免常见的营养误区对于孕妇自身健康和宝宝生长发育至关重要。

4　孕期应该怎么吃?

很多孕妇都想知道怀孕以后应该怎么吃呢?除了日常饮食,是否需要补充营养素?《中国居民膳食指南(2016)》推荐:孕期女性应在一般人群膳食指南的基础上,增加以下5条关键内容,如图3所示:

(1)补充叶酸,常吃含铁丰富的食物,选用加碘盐;

(2)孕吐严重者,可少食多餐,保证摄入含必要糖类的食物;

(3)孕中晚期适量增加奶、鱼、禽、蛋、瘦肉的摄入;

(4)适量运动,维持孕期适宜增重;

(5)禁烟酒,愉快孕育新生命,积极准备母乳喂养。

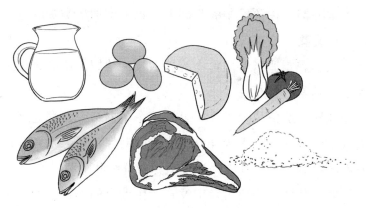

图3　孕期需要的各类食物

总体而言，怀孕早期宝宝生长发育速度相对缓慢，除了要注重补充叶酸外，孕妇需要的营养和怀孕前相比基本没有差别。从孕中期开始，宝宝生长发育逐渐加速，对能量和各种营养素的需求明显增加。这时，孕妇一方面需要满足自身营养的需求，另一方面还要满足宝宝快速发育所需要的营养，在进食量上就要比怀孕前有所增加。中国营养学会建议，怀孕中晚期的孕妇每天应该比怀孕前增加200千卡左右的能量摄入。怀孕各个时期需要的各类食物的量大致如下：

孕早期：每天摄入谷薯类250克、动物性食物（鱼、禽、肉、蛋）120～200克、蔬菜300～500克、水果200克、奶制品300克、大豆及坚果类35克、植物油25克，食盐不超过6克。

孕中期：宝宝生长速度加快，应在孕早期的基础上，每天增加奶类200克，动物性食物50克。

孕晚期：在孕早期的基础上，每天增加奶类200克，动物性食物125克。

除了需要适当增加食物的摄入量，孕妇们还应该注意以下营养素的补充：

叶酸：从备孕阶段开始直到整个孕期结束，都应该补充叶酸，补充量为每天400微克，同时保证每天吃400克左右的各种蔬菜，其中一半以上为新鲜绿叶蔬菜。

碘：孕期缺碘会对宝宝发育产生严重的不良影响，可能造成宝宝甲状腺功能低下，导致生长发育迟缓、智力发育障碍等。因此孕妇应该注意碘的摄入，选用加碘盐，并每周吃 1～2 次含碘丰富的海产品，如海带、紫菜、贝壳类等。

铁：缺铁性贫血是孕期常见营养问题，孕妇们应注意补铁。孕中晚期每天吃 100～150 克红肉，每周吃 1 次动物血和肝脏，每次 20～50 克，基本可以满足孕期对铁的需要。补铁的同时多吃富含维生素 C 的蔬菜、水果，以促进铁的吸收。受某些因素限制或个人饮食习惯影响，很多孕妇在怀孕中后期的铁摄入量不达标，就需要在医生的指导下口服铁剂。

钙：怀孕后对钙的需求明显增加，孕中晚期需要在孕前基础上每天增加 200～400 毫克的钙摄入，为此，应每天比孕前多喝一盒牛奶（200 克以上），或多吃相同量的酸奶，使每天的奶摄入量达到 500 克。若因各种原因无法足量摄入奶制品，需要服用钙片。补钙的同时注意维生素 D 的补充，常晒晒太阳。

ω-3 多不饱和脂肪酸：鱼类，尤其是深海鱼类（如三文鱼、鳕鱼等）富含 ω-3 多不饱和脂肪酸，其中的二十二碳六烯酸（也就是大家熟知的 DHA）对宝宝的大脑和视网膜发育有重要作用。所以孕妇每周最好吃 2～3 次鱼类。但受环境污染影响，鱼类普遍存在甲基汞污染的情况，而甲基汞能够通过胎盘屏障，对发育中的宝宝危害较大。为了摄入足够的 DHA 的同时避免过多摄入甲基汞，孕妇吃鱼应该适量，而且要避免高汞鱼类。关于孕期怎样正确吃鱼，后面会有更加详细的介绍。

需要注意的是，怀孕期间摄入的营养并不是越多越好。孕妇吃得太多，会导致体重增长过多、过快。而孕妇体重过度增长会增加妊娠合并症、巨大儿等的发生率。

5 孕期体重增长多少合适？

怀孕以后随着宝宝不断长大，加上孕妇自身的营养储备，孕妇的体重肯定是要增加的。但孕期体重增加多少才合适呢？这个问题没有统一答案，需要因人而异，主要与怀孕前的"体质指数"（BMI）有关。

孕前 BMI < 18.5 千克 / 米^2（低体重），孕期总增重应为 12.5 ~ 18 千克。

孕前 BMI 为 18.5 ~ 23.9 千克 / 米^2（正常体重），孕期总增重应为 11.5 ~ 16 千克。

孕前 BMI 为 24.0 ~ 27.9 千克 / 米^2（超重），孕期总增重应为 7 ~ 11.5 千克。

孕前 BMI ≥ 28.0 千克 / 米^2（肥胖），孕期总增重应为 5 ~ 9 千克。

举个例子，大家一起来算一下：一位身高 1.61 米的女性，孕前体重 46 千克，那她整个孕期体重增长多少合适？首先计算她的孕前 BMI=46/1.61^2=17.7 千克 / 米^2，属于低体重，那这位女性在孕期增重 15 千克左右比较合适，最多不应超过 18 千克。

不知读者们是否还记得我们在前面的备孕章节就计算过 BMI，目的是让计划怀孕的女性把体重调整到适宜范围再怀孕。这一章节再次讨论 BMI，能得出什么结论呢？那就是欠下的"体重债"迟早是要还的。况且，怀孕后控制体重更加艰难，需要一方面减少食量，另一方面保证宝宝的充足营养，需要靠营养专家的指导才能实现。因此，超重或肥胖的女性在孕前就把体重减到适宜范围最好不过。

孕期体重增长除了要看总量，还应保持适宜的增长速度。孕早期（0 ～ 12 周），孕妇们肚子里的宝宝尚处于胚胎发育阶段，体重不会明显增加，有些妊娠反应比较重的孕妇体重轻度降低也是正常的。孕中期开始（13 周往后），宝宝快速生长，孕妇的体重也开始快速增长。孕前为低体重的女性在孕中晚期时体重平均每周增长 0.51（0.44 ～ 0.58）千克左右；孕前正常体重的女性在孕中晚期每周增长 0.42（0.35 ～ 0.50）千克左右；如果孕前超重，那么孕中晚期体重每周应增长 0.28（0.23 ～ 0.33）千克左右；如果孕前肥胖，则孕中晚期时体重平均每周增长 0.22（0.17 ～ 0.27）千克。

上述标准只适用于怀单胎的孕妇，如果怀的是双胞胎或多胞胎，那就另当别论了。双胞胎孕妇孕期体重增长的参考标准如下：

孕前体重正常者：16.7 ～ 24.3 千克；

孕前超重者：13.9 ~ 22.5 千克；

孕前肥胖者：11.3 ~ 18.9 千克。

由此可见，怀孕前体重越大，怀孕期间越要注意体重变化，体重增加不宜过多！孕妇应从备孕阶段就开始对体重进行监测和管理。孕早期体重变化不大，可以每个月测量一次体重，孕中晚期应该每周测量一次体重，并根据体重增长速度调整膳食摄入和身体活动。只有保持孕期体重的适宜增长才能既满足宝宝的营养需要，又不至于产后落下一身赘肉。

小贴士　怀孕了是否应该使劲吃，孩子才长得壮？

很多人觉得怀孕期间就得使劲吃，营养一定要足足的，宝宝才能长得壮。真是这样吗？

真相是：孕期体重增长太多或太少都不利于孕妇和宝宝的健康。为保证宝宝的正常生长发育，避免不良妊娠结局，怀孕期间的体重增长应该保持在一个适宜的范围。

怀孕期间体重增长太多：不仅会使孕妇发生妊娠期糖尿病、高血压、水肿等情况的风险增加，还可能造成宝宝过大，增加生产过程的难度和损伤程度，甚至无法实现顺产。宝宝的出生体重太大还会影响其将来的健康。研究表明，巨大儿（出生体重超过 4 千克的宝宝）成年后发生肥胖症、糖尿病和心血管疾病的风险高于正常出生体重的宝宝。另外，对孕妇而言，怀孕期间增重过多无疑使产后体型恢复的难度大大增加，别忘了，赘肉总是长上容易减掉难！

怀孕期间体重增长太少：孕妇会出现消瘦、贫血等营养不良的情况，导致抵抗力低下，容易生病。怀孕期间营养不良还可能导致宝宝发育迟缓、脑发育不良、低体重、早产、先天畸形等。宝宝在宫内发育不良，同样会增加成年后发生慢性病的风险。

因此，孕妇要认真监测怀孕期间的体重变化，做到合理膳食，确保孕期体重合理增长，不要盲目听信一些不科学的意见和建议。

6 孕期体重增长过快该怎么办？

有些孕妇发现自己体重增长太快，超标了，便开始节食减肥，这是不可取的。作为孕妇，即使发现自己体重增长过快，也不能盲目节食减肥，以免造成代谢紊乱，影响自身和宝宝健康。想控制体重的孕妇仍要坚持均衡饮食的原则，不能矫枉过正，应在保证营养素供应的同时控制总能量的摄入，可以从以下几方面入手：

（1）少食多餐，定时定量。改变暴饮暴食或大量吃零食的习惯，减慢进食速度，避免狼吞虎咽。

（2）粗细搭配吃主食。将每天所摄入的一半以上谷类换为粗粮，也可以用薯类作为部分主食。

（3）少吃高能量、高脂肪、高糖食物，如油饼、油条、甜点、饼干等。控制坚果摄入量，每天不应超过10克。

（4）适当多吃蔬菜。每天至少摄入500克新鲜蔬菜，其中深色蔬菜应占一半。

（5）控制水果食用量。水果中碳水化合物含量高，吃太多水果也会大大增加能量摄入，不利于控制体重。水果摄入每天不应超过400克。

（6）肉类优先选择鱼肉或禽肉。与畜肉相比，鱼肉和禽肉脂肪含量相对较低，可优先选择。畜肉中猪肉的脂肪含量又明显高于牛羊肉，因此应少吃猪肉。肉的部位也需讲究，尽量选择里脊肉、鸡胸肉等低脂肉类。

（7）选用脱脂或低脂奶。尽量选择脱脂或低脂的奶制品，避免摄入黄油、奶油等产品。

（8）减少烹调用油。每天烹调用油不超过20克。避免用油过多的烹调方式，特别是油炸。炒菜时应少放油，凉拌菜中也不要加入太多酱料。

（9）适当增加身体活动量。如果身体条件允许，孕妇每天应进行30分钟中等强度的身体活动，如快步走、孕妇瑜伽等。

7　孕期该喝多少水？

　　水是生命之源，是构成人体组织和细胞的重要成分，在生命活动中发挥重要作用。怀孕是女性的特殊生理阶段，身体会发生一系列生理变化以适应宝宝生长发育以及分娩的需求，怀孕期间不仅对能量和各种营养素的需要增加，对水的需求量也会增加，主要体现在以下几个方面：

　　首先，自怀孕 6～8 周起孕妇血容量逐渐增加，到 32～34 周时达到高峰，总血容量比怀孕前可增加 1200～1800 毫升。血液中 83% 的成分是水，孕期增加的血容量必然需要通过增加水的摄入量来实现。

　　其次，怀孕后孕妇通过肾脏、呼吸和皮肤排出的水分增加。女性怀孕后肾脏会略微增大，肾血浆流量（RPF）及肾小球滤过率（GFR）在整个孕期维持高水平，从而使孕期代谢产物排泄增多。也就是说，孕期排尿会比平时增多，通过肾脏流失的水分增加。怀孕期间孕妇的肺通气量每分钟约增加 40%，潮气量约增加 39%，这就导致通过呼吸排出的水分增加。孕期肾上腺和甲状腺功能都相对亢进，新陈代谢加快，皮肤的血液循环增加，通过皮肤排汗引起的水分损失也会增加。

　　另外，女性怀孕期间对能量和营养素的需求增加，需要摄入更多的食物。而营养物质的吸收和利用以及能量代谢过程都离不开水的参与。因此，孕期需要更多的食物摄入，也就需要更多的水分。

可见，孕期的各种生理变化使得孕妇对水的需要量增加。那么，孕期究竟需要多少水？

不同国家对孕期女性饮水量的建议有所不同，但大多建议孕妇的水摄入量（包括饮水和食物水）在孕前基础上每天增加300毫升左右，其中饮水约增加200毫升。针对我国女性生理特点，中国营养学会建议孕妇的饮水量由普通成年女性每天1500～1700毫升增加至每天1700～1900毫升。另外，孕妇每天适宜的饮水量还与环境有关，如果因高温或运动等原因出汗较多，应根据需要进一步增加饮水量，同时注意补充电解质。

调查显示，孕期女性普遍存在饮水不足的情况，饮水的重要性未引起足够重视。为了自身的健康和宝宝的正常生长发育，孕妇应该养成定时定量饮水的好习惯，每天足量饮水。但孕期喝水也不是越多越好，水喝得过多，超过了肾脏排出能力时可能引起急性水中毒和低钠血症。

除了喝水量要保证，喝水的时间和方式也要注意。孕妇喝水应该少量多次，分配在一天内的任何时间，每次约200毫升（1杯）。建议在每天的早、晚各喝一杯水，其他时间均匀分布。进餐前不要大量喝水，否则会冲淡胃液，影响食物的消化吸收。

身体缺水最直接的表现就是口渴和少尿。感觉口渴已经是身体明显缺水的信号，所以不要等到口渴了才去喝水。对于孕妇来说，补充水分的最好方式是喝白开水。白开水方便易得，安全卫生，不增加能量，而含糖饮料应少喝或不喝。

8 怀孕了还能运动吗？

怀孕是女性生命中非常重要且特殊的阶段，受传统观念影响，孕期运动在我国一直是一种较为禁忌的行为，尤其是孕早期。即使在健康知识广泛普及的今天，仍然很少有孕妇在孕期能保持规律的运动习惯，部分孕妇连日常活动都明显减少，甚至卧床保胎。实际上，孕期缺乏身体活动可能会引起一系列不利于母婴健康的问题，如肥胖、先兆子痫、妊娠期糖尿病、血栓性疾病、便秘等。

许多孕妇拒绝或不敢尝试孕期身体活动的原因在于惧怕对妊娠或宝宝造成不良影响。然而，事实并非如此。研究表明，孕期进行中等及以下强度的身体活动对宝宝是安全的，还能带来以下方面的益处：有利于控制孕期体重增长；有助于良好地控制血糖，预防妊娠期糖尿病及其并发症；有助于改善孕妇胃肠道功能，促进新陈代谢；可缓解孕期腰背疼痛及盆骨区疼痛；有助于改善睡眠，减少孕晚期抑郁状态的发生；可增加孕妇体力，使产程缩短，降低剖宫产及手术助产的概率；有助于控制宝宝出生体重，降低巨大儿出生率；可减少宝宝的并发症。

目前，已经有许多国家发布了孕期身体活动指南。美国妇产科医师学会制订的孕期身体活动指南指出，对于没有心脏病、泌尿系统疾病、前置胎盘、妊娠高血压等疾病或医学禁忌证的孕妇，科学合理的孕期身体活动对孕妇和宝宝都是安全的，并且对孕期并发症及孕妇身体健康均有积极的作用，应予以提倡和鼓励。但在运动过程中需根据怀孕女性情况进行动态评估，当出现阴道流血、运动前呼吸困难、眩晕、头痛、胸痛、肌肉无力、小腿后侧疼痛肿胀（需排除血栓性静脉炎）等情况时，应停止运动。目前并没有针对我国女性特点的孕期身体活动指南，为谨慎起见，孕期身体活动应注意适宜的身体活动方式、频率和强度。

《中国居民膳食指南（2016）》建议，对没有孕期身体活动禁忌证的女性，孕中晚期每天应进行30分钟中等强度的身体活动。中等强度身体活动是指需要中等程度的努力并可明显加快心率，一般为身体活动后达到最大心率的50% ~ 70%，主观感觉稍疲劳，但10分钟左右便可恢复。最大心率可用220减去年龄计算得到，如年龄30岁，最大心率为190次/分钟（220-30=190），活动后的心率以95 ~ 133次/分钟为宜。常见的中等强度运动形式包括快走、慢跑、游泳、健身操、跳舞、孕妇瑜伽等。为更好地监测自己的运动心率，建议有条件的孕妇可以在运动时佩带能监测心率的便携设备，当心率超过安全范围或自己感觉到不适时，及时停下休息。

美国妇产科医师学会指南特别指出，孕期女性应避免参加会造成仰卧体位、需要长时间站立、容易发生碰撞导致母儿创伤（冰球、足球、篮球）以及容易跌倒（体操、跳马、滑雪）的运动。潜水及高海拔（6000 英尺，1 英尺 = 0.3048 米）运动在指南中也被明令禁止。孕妇们应根据自己的身体状况和孕前的运动习惯，结合主观感受选择适合自己的身体活动类型，量力而行，循序渐进。

9 怀孕了还能喝咖啡吗？

不少女性有喝咖啡的习惯，一旦怀孕了是不是就不能喝咖啡了呢？首先来说说咖啡的成分。咖啡的主要成分为咖啡因、单宁酸、脂肪、糖、矿物质。其中咖啡因一直以来被认为是一种对宝宝具有潜在危害的物质。咖啡因属于甲基黄嘌呤类物质，天然存在于多种食物中，也是我国允许使用的一种食品添加剂。茶、咖啡、巧克力、可乐、奶茶、运动饮料以及能量饮料等都是常见的可能含咖啡因的食物。同时，咖啡因也是很多药品的添加成分。

怀孕期间孕妇对咖啡因的代谢会减慢，并且部分咖啡因还可能通过胎盘进入宝宝体内，对宝宝产生影响。目前国内外对于孕妇能否喝咖啡还存在争议，不过美国妇产科医师学会指出：适量摄入咖啡因（每天低于 200 毫克）似乎不是引起流产或早产的主要危险因素，摄入咖啡因与宝宝宫内生长受限之间的关系尚未确定，有关大剂量摄入咖啡因与流产事件之间的相关性尚无法给出最终结论。也就是说，还没有明确的证据表明孕妇摄入咖啡因会引起上述母婴不良结局。目前最为广泛接受的观点是：孕期适量摄入咖啡因（每天低于 200 毫克）是安全的。根据常规咖啡所含的咖啡因含量，建议孕妇每天喝咖啡不要超过 2 杯。

　　需要注意的是，除咖啡外，其他很多饮料或食物中也含有咖啡因（如奶茶），有些产品的咖啡因含量甚至不亚于咖啡，孕妇应该谨慎选择。

　　以下是常见食物中的咖啡因含量（见表 1）。

表 1　常见食物中的咖啡因含量

食物或饮料	规格	咖啡因含量 / 毫克
现煮咖啡（滴滤或渗出式咖啡）	190 毫升	100 ~ 115
速溶或饮料	190 毫升	75
茶	190 毫升	50
能量饮料	250 毫升	28 ~ 87
可乐	330 毫升	11 ~ 70
巧克力	50 克	5.5 ~ 35.5
低咖啡因咖啡（速溶或现煮）	190 毫升	4
巧克力饮料	200 毫升	1.1 ~ 8.2

资料来源：欧洲食品安全局和美国农业部等相关数据。

总之，根据现有研究，孕前有喝咖啡习惯的女性在孕期喝咖啡后，未感到不适，宝宝也没有什么异常反应的情况下，是可以适量喝咖啡的，但要控制好量，最好每天喝1杯，最多不超过2杯。咖啡中所含的单宁酸会影响铁的吸收，有贫血症状的孕妇更应谨慎选择喝咖啡，建议饭后不宜立即喝咖啡，最好在两餐之间。

10 孕期该怎么补钙？

孕妇对钙的需求量显著增加，除了满足自身需要，还要保证宝宝生长发育。当怀孕女性钙摄入量轻度或短暂性不足时会使体内血清钙浓度降低，继而导致甲状旁腺激素的合成和分泌增加，机体便会动员孕妇骨骼和牙齿中的钙溶出以维持正常的血钙浓度，优先满足宝宝对钙的需求；当孕妇严重缺钙或长期缺钙时，易发生小腿抽筋或手足抽搐等症状，甚至导致骨质软化、骨盆变形，宝宝也易因钙摄入量不足出现先天性佝偻病。育龄女性正值骨密度峰值形成期，若怀孕期间的钙摄入量不足，可能对孕妇骨密度造成永久性影响。因此，保证孕期的钙摄入量非常重要。

那么，怀孕期间每天需要多少钙呢？咱们来算一算：宝宝约需要储存30克钙来满足骨骼和牙齿生长发育的需要。孕早期宝宝储钙较少，平均每天7毫克，孕中期增加到 110 毫克，孕晚期钙储存量大大增加，平均每天 350 毫克。除宝宝需要外，孕妇尚需储存部分钙以备泌乳需要，故孕期钙的需求量增加。根据《中国居民膳食营养素参考摄入量》，孕期每天钙的适宜摄入量为：孕早期 800 毫克，孕中期 1000 毫克，孕晚期 1200 毫克。

补钙可以通过饮食或服用钙片来实现。先说说食补，想要正确利用食物补钙，就必须要了解日常生活中常见的各类食物的含钙量。含钙丰富的食物包括奶及奶制品、豆腐、虾皮、芝麻、贝类、带骨小鱼等。其中奶类是获取钙的最好来源，一是因其含钙量较高，吸收率也高；二是牛奶作为液体，每天容易达到比较高的摄入量。而虾皮、芝麻等食物虽然单位质量的含钙量高于牛奶，但一般情况下食用量很少，能从中获取的钙也就有限。因此，怀孕女性应该每天喝牛奶，孕早期每天喝 300 毫升左右，孕中晚期奶的摄入量需要增加到 500 毫升。

膳食中有很多影响钙吸收的因素，应尽量避免高脂膳食和谷类中的植酸、蔬菜（如菠菜、苋菜等）中的草酸等会降低钙的吸收率，一些富含优质蛋白质的食物（如瘦肉、鱼、海产品等），在肠道消化过程中释放出的氨基酸也会影响钙的吸收。因此饭后不要立刻喝牛奶或服用钙片，最好把牛奶放在两餐之间喝，比如上午十点左右、下午两三点钟，钙片放在睡前服用（见表2）。

表 2　常见富含钙的食物

种类	食物	一次进食的质量/克	钙/毫克
乳类及制品	牛奶	250	360
	酸奶	150	177
	奶酪（干酪）	20	400
干豆类及制品	豆腐（北）	半块（250）	345
	豆腐（南）	半块（250）	290
	豆腐干	100	308
	豆腐丝	100	204
	腐竹	50	39
	黄豆（大豆）	50	96
坚果、种子类	花生仁（炒）	10	28
	芝麻（黑）	10	78
鱼虾类	虾皮	10	99
	鱼片干	25	42
蔬菜类	油菜（小）	100	153
	小白菜	100	90
	苋菜（红苋）	100	178
	蕹菜（空心菜）	100	99

资料来源：《中国食物成分表 2002》

　　孕妇如果通过食物摄入的钙不足，可以在医生或营养师的指导下服用钙片。鉴于很多孕妇通过膳食无法摄取足够的钙，一般建议孕中晚期，每天服用钙片作为膳食钙的补充。咱们来算一下：市售普通牛奶每 100 毫升含钙 100 毫克左右，常见包装规格为 200 ～ 250 毫升，那么喝 1 包牛奶能获取的钙约 200 ～ 250 毫克，即使每天保证喝 2 包牛奶，能获得的钙也只有 400 ～ 500 毫克。另外通过其他食物获得的钙一般也只有 400 毫克左右。可见，仅通过膳食并不容易达到每天 1000 ～ 1200 毫克的钙摄入量，所以孕妇特别是孕中晚期的孕妇适当服用钙片是很有必要的。目前市面上各种钙剂的吸收率没有太大差别，孕妇们根据各自情况选择正规产品即可。建议在补钙的同时增加户外活动，常晒晒太阳，以促进钙的吸收。对于冬季不方便晒太阳的孕妇可以选用含维生素 D 的复方钙制剂。

　　需要注意的是，孕期补钙也不能过量。如果过量反而会造成体内钙沉积，同时也会造成宝宝骨骼过早钙化，影响其生长发育。因此，孕妇补钙需适量。

小贴士　　孕妇喝纯牛奶好还是喝酸奶好？

　　事实上，无论酸奶还是牛奶，都是优质蛋白质和钙的良好来源。同样重量的牛奶与酸奶相比，所含的营养成分大同小异。具体来看，牛奶中蛋白质、脂肪、维生素 E、硒和锰等营养素的含量比酸奶要多一点，而能量低一些；酸奶中糖类、维生素 A、维生素 B_2、烟酸、钙、磷、钾、钠、铁、锌的含量要稍微多一些。与牛奶相比，酸奶经过发酵，乳糖、蛋白质和脂肪都有部分分解，更容易被人体消化吸收；酸奶中含有的益生菌也有益于肠道健康。不过，酸奶为了改善口感，通常会添加白砂糖，妊娠期高血糖的孕妇不宜大量饮用。

总之，牛奶和酸奶有着各自独特的风味和营养，没有饮食禁忌的孕妇建议搭配着喝，做到食物多样。对于乳糖不耐受的孕妇，可首选酸奶或低乳糖牛奶。对于超重肥胖或孕期体重增长较快的孕妇，可选择脱脂或低脂奶，以减少能量摄入。要注意区分乳饮料和奶类，不要把含乳饮料误认为奶类，如图4所示。

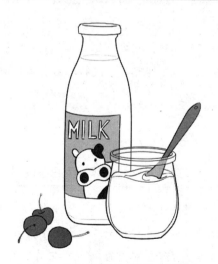

图4 孕妇该喝牛奶还是酸奶

小贴士 孕妇腿抽筋是因为缺钙吗？

抽筋是由肌肉自发的强直性收缩引起的，常见于小腿和脚趾。抽筋最常见的原因是缺钙，当血液中钙离子浓度过低时易导致肌肉兴奋而痉挛。孕妇对钙的需求量会显著增加，除了满足自身需要，宝宝也需要从妈妈体内摄取钙供生长发育的需要。当钙摄入量不足时会造成体内血清钙浓度降低，继而动员孕妇骨骼和牙齿中的钙溶出以维持正常的血钙浓度，当严重缺钙或长期缺钙时，孕妇易发生小腿抽筋或手足抽搐等症状。

需要注意的是，不仅是缺钙会导致腿部抽筋，寒冷刺激、腿部肌肉乳酸堆积、局部二氧化碳聚集及周围神经疾病、甲状腺疾病等均可能引起腿部肌肉痉挛。孕妇如果经常出现腿抽筋的症状，需要到正规医院进行检查，确定腿抽筋的原因，并在医生指导下进行治疗，不能盲目补钙或吃药。

小贴士 常温奶没什么营养，孕妇应该喝鲜奶？

市面上常见的牛奶有巴氏奶和常温奶两大类，很多人将巴氏奶比作新鲜水果，而将常温奶比作水果罐头，所以建议孕妇不要喝没营养的常温奶，应该喝巴氏奶。

首先说一下什么是巴氏奶和常温奶。巴氏奶即巴氏灭菌奶，是采用巴氏灭菌法加工的牛奶。所谓巴氏灭菌法，是一个叫巴斯德的法国人 1865 年发明的低温消毒法，通常采用 72～85℃的温度对牛奶进行消毒杀菌。而常温奶即超高温灭菌奶，是采用 135℃的高温进行瞬时灭菌的牛奶。

牛奶加热温度越高，其中的微生物杀灭的就越彻底，牛奶也就越安全。但加热温度过高，会使牛奶中的蛋白质发生变性，某些蛋白质的生理活性随之消失，B 族维生素的损失也较多，还会影响牛奶的口感和色泽。常温奶经过超高温灭菌，杀死了牛奶中的各种微生物，达到了商业无菌状态，因此常温运输和存放就可以，而且保质期长，可达到 1～6 个月。而巴氏奶由于灭菌温度低，牛奶中的微生物不能被完全杀灭，某些对人类不致病的微生物残存下来。为避免它们繁殖，巴氏奶必须全程冷链，无论运输、销售还是储藏，都需要 2～6℃冷藏。即便如此，巴氏奶的保质期仍然很短，只有几天。

从营养角度看，巴氏奶与常温奶相比，其消毒过程对牛奶中具有生理活性的蛋白质破坏程度轻，维生素损失也较小。但对孕妇而言，建议其每天喝 500 毫升奶主要是为了从中获取钙和蛋白质，而巴氏奶和常温奶在这方面并没有太大差别。

巴氏奶依赖冷链运输和存储，一般要求销售场所距离奶源地不能太远，目前并不是每个地区都能达到。有条件的地区当然可以首选巴氏奶，毕竟营养损失少，也更新鲜。没条件的地区就不要强行追求巴氏奶了，喝常温奶照样可以很好地补充蛋白质和钙。另外，由于巴氏奶对温度要求严格，一旦某个环节出现问题，就可能产生安全隐患。所以，喝巴氏奶的风险比常温奶略高，购买时要到正规场所，注意储存条件和保质期，仔细查看有没有胀袋情况。

小贴士 孕妇喝骨头汤补钙最好？

很多人相信"吃什么补什么"的说法，认为喝骨头汤可以补钙，而且骨头汤纯天然无添加，对孕妇而言是最好的补钙方式。

真是这样吗？

真相是：骨头汤补钙的效果并不像人们想象得那么好。骨头里的钙以磷酸盐形式存在，不容易溶解到汤里，骨头熬煮后，汤里的钙含量其实很低，就算用高压锅加醋熬，能溶进汤里的钙也很有限。实验表明，骨头汤中的钙含量每100毫升只有1～4毫克，比自来水的钙含量高不了多少。而成年人钙的每日推荐摄入量为800毫克，孕妇要达到1000毫克。要想通过喝骨头汤来满足钙的需要量，每天需要喝几百碗的骨头汤，根本不现实。况且骨头汤的脂肪含量高，还有不少的嘌呤，不适合大量饮用。

11 孕期怎样预防贫血?

贫血是指由于各种原因导致血管里的红细胞计数低于正常或伴有红细胞形态异常的现象，最常见的类型是缺铁性贫血，即由于体内铁缺乏引起的贫血。

铁是人体重要的必需微量元素，具有多种生理功能，参与体内氧的运送和组织呼吸过程，维持造血功能，还参与维持正常的免疫功能。长期膳食铁供给不足，可引起体内铁缺乏，继而导致缺铁性贫血，多见于宝宝、孕妇及乳母等人群。宝宝在宫内发育阶段缺铁可对其脏器尤其是发育期的大脑产生不良影响，还会导致出生后体内铁储备不足。研究表明，宝宝时期铁缺乏会影响大脑的正常发育，导致认知、行为、运动、社会情感及神经生理等功能异常，即使经过补铁治疗恢复到正常铁状态多年后，这些改变仍持续存在。缺铁性贫血的宝宝在智力和运动发育的评分往往低于没有贫血的同龄儿。长期以来，对人类围产期铁缺乏的研究相对较少，主要原因在于传统观念认为即使孕妇有严重贫血，宝宝仍能获取足够的铁以满足生长所需。然而事实上，孕妇铁缺乏也会影响宝宝的铁营养状态。宝宝的大脑发育始于胎儿期，尤其是妊娠后三个月。妊娠后三个月至出生后2周岁是宝宝大脑发育的"生长突增期"，最容易受到外界因素的影响。因此，孕妇在孕期一定要摄取足够的铁，一方面促进宝宝在宫内健康发育，另一方面保证宝宝出生时肝脏内储存足够的铁，以满足出生后6个月内对铁的需要。

另外，自妊娠第6～8周时，为适应和满足宝宝在子宫内生长发育的需求，孕妇的血容量开始增加，包括血浆容积和红细胞数量都有所增加，但血浆容积的增加相对更多。妊娠第32～34周时血容量达到顶峰，并一直持续到宝宝分娩，此时血浆容积增加45%～50%，而红细胞数量增加15%～20%，使得血液被稀释；同时，从妊娠早期开始孕妇的血浆总蛋白开始下降，在孕晚期时血浆总蛋白由70克/升下降至60克/升。血液系统的以上变化，使孕妇容易发生贫血。贫血对人体健康的影响是多方面的，可导致头晕、乏力、容易疲劳、失眠、多梦、精神不佳、记忆力减退、注意力不集中、怕冷、气喘、心悸等。孕妇如果严重贫血还可能造成早产、流产等不良妊娠结局。除此之外，为补偿在分娩宝宝时造成的失血，孕妇在孕期要提前储备一部分铁。因此，女性孕期对铁的需求显著增加。

为预防孕期缺铁性贫血，女性在备孕和怀孕期间应做到以下几点：

（1）积极备孕，纠正贫血。女性如果怀孕前就有贫血症状，那怀孕后仍然贫血的可能性就比较大。所以，准备要宝宝前应进行体检，采血检测血红蛋白水平，发现有贫血表现时应先进行纠正；如果患有某些失血性疾病，应积极治疗，达到非贫血的健康状态时再怀孕。

（2）按时产检。怀孕以后应尽早在医院建档，按时产检，不能偷懒。采血检测血红蛋白是产检中的常规项目，有助于及时了解孕妇是否缺铁。一旦出现缺铁性贫血，应及时遵医嘱补铁。按时产检才能保证早期发现缺铁情况并及时纠正，避免长期或严重缺铁对自身健康和宝宝生长发育造成不利影响。

（3）合理营养。均衡膳食、合理营养是预防缺铁性贫血最重要的途径。为满足孕期血红蛋白合成增加和宝宝对铁的需要，孕中期和孕晚期的女性每天铁的推荐摄入量比孕前分别增加 4 毫克和 9 毫克，达到 24 毫克和 29 毫克。为保证从膳食中摄入足量且易吸收利用的铁，怀孕后应增加动物血（如猪血、鸭血）、动物肝脏（如猪肝、鸡肝）和红肉（如牛肉、羊肉、猪肉）等富含血红素铁的食物。怀孕前和孕早期建议每天食用红肉 50～100 克，每周吃 1 次动物血或肝脏 25～50 克，怀孕中晚期应在这个基础上每天增加 20～50 克红肉（可提供铁 1～2.5 毫克），每周吃 1～2 次动物血和肝脏，每次 20～50 克（可提供铁 7～15 毫克）。孕妇还应常吃富含维生素 C 的新鲜蔬菜和水果，如鲜枣、猕猴桃、青椒等，以增加维生素 C 的摄入，促进铁的吸收。

需要注意的是，食物中的铁根据存在形式不同可分为血红素铁和非血红素铁。血红素铁主要存在于动物性食物中，如前面所说的动物血、肝脏、瘦肉等食物，食用后吸收利用率高；而非血红素铁广泛存在于谷类、蔬菜、水果等植物性食物中，其吸收利用受食物中很多因素影响，补铁效率较低。

　　一般来说，蛋白质、氨基酸、维生素 C 等可以提高铁的吸收率。铅、铬、锰等矿物质以及植物性食物中的植酸、茶和咖啡中的鞣酸、多酚等会阻碍铁的吸收。因此，孕妇应避免过量饮用咖啡或茶，尤其是在饭前饭后。由于钙也会影响铁的吸收，所以吃富含铁的食物或服用铁剂时，不要同时服用钙补充剂；同时，补铁食物或铁剂应避免跟牛奶一起服用，最好将牛奶放在两餐之间喝。

　　机体的一些生理和病理改变也会影响铁的吸收和利用。如萎缩性胃炎、胃酸缺乏等疾病会影响胃液酸碱度，从而影响铁的吸收。孕妇如果患有这些疾病，应及时就医。

　　除缺铁这一最常见原因外，孕妇贫血还有可能是叶酸和维生素 B_{12} 缺乏引起的。维生素 B_{12} 又被称为造血维生素，与叶酸都属于 B 族维生素，其主要生理功能之一就是参与制造骨髓红细胞。缺乏叶酸和维生素 B_{12} 会影响细胞分裂和红细胞生成，最终导致生产出来的红细胞不是正常形态，不具备正常的生理功能，通俗地说就是生产出了残次品。人体对叶酸和维生素 B_{12} 的需要量比较少，一般不会出现缺乏情况，缺乏通常是由于机体的某些病理原因导致吸收不良。维生素 B_{12} 在肉类食物中含量比较丰富，所以素食者更容易发生维生素 B_{12} 缺乏引起的贫血，需要注意。除肉类外，肝脏、海产品等食物中也富含维生素 B_{12}。富含叶酸的食物包括肝脏、豆类等。孕妇应常吃上述这些食物，以获取足够的维生素 B_{12} 和叶酸。

小贴士　孕妇补铁是否要多吃红糖、红枣、红豆？

红糖、红枣、红豆（赤小豆）等红色食物自古以来就被认为是补铁补血佳品，用这些食物给孕妇补铁的做法广为流传。但这些食物补铁的效果真的好吗？

看一种食物补铁效果好不好，一看含铁量，二看铁的吸收率。

首先来看含铁量，根据《中国居民膳食指南》，含铁量较高的食物有黑木耳、紫菜、芝麻酱、鸭血、黑芝麻、猪肝等，每100克均含有20毫克以上的铁，而100克红枣中含1.2毫克铁，干枣中含2.3毫克铁，赤小豆每100克仅含铁7.4毫克，红糖仅含铁2～3毫克。

再来看铁的吸收率，膳食中铁的存在形式有血红素铁和非血红素铁。血红素铁主要存在于动物性食物中，可与血红蛋白和肌红蛋白中的原卟啉结合，不受植酸盐和草酸盐的影响，直接被肠道黏膜上皮细胞吸收，因此吸收利用率较高，有效吸收率接近40%；而非血红素铁则与食物中的蛋白质、氨基酸、有机酸络合存在于植物性食物中，需要在胃酸作用下，铁先与有机部分分离，被还原为二价铁离子后才能被吸收，有效吸收率仅为5%～10%。红糖、红枣、红豆中的铁都是以非血红素铁的形式存在，因此吸收率较低，其补血效果并不如传说得那么好。另外，菠菜也被很多人认为是能补铁的蔬菜，也是同样的道理。首先菠菜的含铁量并不算高，每100克菠菜仅含2.9毫克铁，而且属于非血红素铁，吸收率低。菠菜中还含有草酸、膳食纤维等影响铁吸收的成分。因此，菠菜补铁的效果也不好。大豆、黑木耳、芝麻酱、干果中含铁量虽然较高，但也是吸收率低的非血红素铁。

那么，什么样的食物补铁效果更好呢？动物性食物，如动物血、肝脏、肾脏、瘦肉等，其中含有丰富且容易吸收的血红素铁，应该作为补铁的首选食物。如果通过食物不能摄取足够的铁，孕妇就需要在医生或营养师指导下服用铁剂、铁营养强化食品。如铁强化面粉、铁强化酱油等也是改善贫血的措施之一。为了促进铁吸收，还应常吃富含维生素C的食物；同时避免含鞣酸的茶叶、含多酚的可可、含草酸盐和植酸盐的蔬菜与含铁丰富的食物同时食用。

小贴士　　猪肝含有毒素，孕妇不能吃？

很多人认为肝脏是主要解毒器官，必然会残留很多毒素，因此孕妇不宜食用。其实这种说法并不全面。

动物肝脏含有丰富的优质蛋白质、维生素和矿物质，特别是其中维生素A和铁的含量远高于大多数常见食物。维生素A能促进宝宝生长和骨骼发育，维持正常视觉功能，增强呼吸系统和消化系统的抗病能力，还能影响味觉、听觉和食欲。铁就不用多说了，能够"补血"，动物肝脏中的铁不仅含量高，而且是容易吸收且不刺激胃肠道的血红素铁，孕妇常吃动物肝脏可以有效预防和改善贫血。维生素 B_2 称为核黄素，参与机体的生物氧化和能量代谢，维持皮肤和黏膜的完整性。此外，肝脏中还含有丰富的蛋白质和其他营养素。

可见，动物肝脏的营养密度很高，适合孕妇食用。市面上常见的各种动物肝脏有猪肝、鸡肝、鸭肝、羊肝等，总体上营养成分差别不大，孕妇可以换着吃。

至于毒素残留，实际上并不必过分担心。肝脏是动物的解毒器官，但只要是健康动物，说明其肝脏有能力代谢有毒有害物质。如果进到动物体内的有毒有害物质超出了肝脏的解毒能力，那么肝细胞也会受到损伤，出现病变。所以说，只要是购买新鲜、健康、检疫合格的肝脏，就不用担心毒素残留问题。

不过，动物肝脏的脂肪和胆固醇含量较高，孕妇也不宜大量食用，而且维生素A如果摄入过多也可能引起中毒。因此，《中国居民膳食指南（2016）》建议孕妇在孕中晚期每周吃 1～2 次动物血或肝脏，每次 20～50 克。购买的新鲜肝脏应认真清洗，彻底炒熟煮透才能吃，不要吃带血丝的半生不熟的肝脏。

孕早期

12 孕早期该怎么吃？

怀孕 3 个月（孕 12 周）以内属于孕早期，此时宝宝生长比较慢，每天约增重 1 克。孕妇的营养需求与怀孕前没有太大区别，不需要增加太多食物，维持平衡膳食即可。应避免能量摄入过多，体重增长过快。孕早期膳食营养的基本要求包括以下几点：

（1）如果早孕反应不明显，应维持平衡膳食，以保证适宜的能量、优质蛋白质、维生素和矿物质摄入，促进胚胎早期发育及胎盘和羊水的形成。应做到每天的菜单中有谷薯类、鱼禽肉蛋类、蔬菜、水果和奶制品，最好还有豆类及少量坚果。食盐每天不超过 6 克。各类食物的量可参考前文。

（2）如果出现明显的早孕反应造成食欲不佳甚至频繁呕吐，则不必过分强调平衡膳食，可根据个人喜好和口味选择清淡适口、容易消化的食物，少食多餐，尽可能多的摄入食物。由于食物摄入太少的情况下，机体会动用储存的脂肪供能，而脂肪酸代谢过程会产生酮体，过多的酮体进入宝宝体内可能对其大脑和神经系统产生损害，因此，孕妇即使食欲不佳，也要保证每天至少摄入 130 克碳水化合物，折算成馒头大约 260 克，挂面大约 180 克。对于妊娠剧吐的孕妇，应考虑补充水分和电解质，如有严重营养不良的情况需要根据医生指导考虑全静脉营养支持。

（3）继续补充叶酸。叶酸的补充需要从备孕阶段一直持续整个孕期，应每天通过膳食补充剂摄入 400 微克。

13 孕早期在饮食方面应该特别注意哪些？

孕早期是宝宝发育的关键时期，应避免接触任何可能对宝宝造成损害的物质。药品就不必说了，任何药品都必须要在医生指导下服用，切不可盲目自行用药。

饮食方面，孕早期特别需要注意的是预防单核细胞增生李斯特菌感染。这种细菌是常见的食源性致病菌，熟肉制品、凉拌菜、乳制品等都是容易被单核细胞增生李斯特菌污染的食物。

现在冰箱已经成了家家户户必备的电器，买回来的熟食、凉菜，吃不完的剩饭剩菜都会塞到冰箱里保鲜。很多人从冰箱里拿出食物后会直接食用，尤其在天气炎热的夏天，认为本来就是熟的，没必要再加热了。可千万不能这样做，因为将食物放在冰箱里并不能完全阻止微生物污染和生长，其中单核细胞增生李斯特菌就是一种不怕低温的细菌，在低温环境也能顽强生长，因此有"冰箱杀手"之称。

这种细菌对一般人不至于造成严重危害，但对孕妇而言却非常危险，可能引起早产、流产、死产等不良妊娠后果。孕早期是单核细胞增生李斯特菌感染的敏感时期，切记不要直接吃从冰箱里拿出来食用。

单核细胞增生李斯特菌不耐热，一般加热到60℃时10分钟就能被杀灭，因此，从冰箱里拿出来的食物只要适当进行加热，孕妇就能安全食用了。从外面买回来的熟食也应重新加热一下再食用。另外，还应注意定期清洁冰箱，保持良好的卫生环境。

14 孕吐怎么办？

很多孕妇在孕早期会出现恶心、呕吐、食欲不振、头晕等反应，也就是早孕反应。经常呕吐的孕妇往往会担心自己摄入的营养不够会影响宝宝发育。其实不用太过担心，孕吐主要发生在孕早期，大多到孕中期就会好转。孕妇最重要的是要放松心情，调整心态。以下几点建议对孕吐有一定的改善作用。

（1）不强制进食，少食多餐。对于孕吐的孕妇来说，不必过分强调平衡膳食，可根据个人的喜好选择想吃的食物，少食多餐。如前所述，为防止酮症酸中毒对宝宝造成危害，即使孕吐严重的情况下，也要每天至少摄入130克碳水化合物。因此，早孕反应明显的孕妇在选择食物时应首选富含碳水化合物、容易消化的粮谷类或薯类，如米饭、馒头、面条、面包、饼干、红薯等。实在吃不下很多食物的孕妇可通过食糖、蜂蜜这类以糖为主要成分且易吸收的食物来迅速补充身体所需的碳水化合物。

（2）以清淡易消化食物为主，如新鲜蔬菜、水果、豆制品、鱼禽肉、谷类制品等。为了减轻孕吐，建议在烹饪食物时少加调味料，避免采用油炸等烹饪方式。少吃油腻食物和甜品，以防止胃液反流而刺激食管黏膜。用餐时应将液体与固体食物分开，吃饭时少喝水或喝汤，可在两餐间喝水。

（3）早孕反应往往在晨起和饭后最为明显，早晨进食少量干性食品如馒头、面包、饼干等有助于缓解恶心。恶心、孕吐也常发生在没吃饱时，所以孕妇应随时准备一些零食，如饼干、酸奶或新鲜水果等，一旦感觉饥饿时及时进食，以缓解恶心、胃部不适等反应。随时随地、少量多次的进食也有助于孕妇摄入足够的食物，同时避免一次摄入过多能量，造成孕早期体重增长过快。

（4）孕吐较轻的孕妇尽量每天通过鸡蛋、瘦肉、豆制品和奶制品摄入足够的优质蛋白质。如果吃这些食物有困难，可以考虑吃营养强化食品，如蛋白粉、孕妇配方奶等。尽可能每天吃蔬菜、水果500克左右，保证维生素和矿物质的摄入。如有困难，可以考虑适合孕期的复合维生素和矿物质补充剂。

（5）适量补充 B 族维生素（维生素 B$_1$、B$_2$、B$_6$）及维生素 C 有助于减轻孕吐。同时保证充足的休息和睡眠，尽量保持愉快情绪。

早孕反应是孕期的正常现象，但极少数孕妇反应剧烈，会出现剧烈、频繁呕吐，几乎不能进食。这样会造成营养不良、体重下降以及水、电解质代谢紊乱，酸碱平衡失调，对孕妇和宝宝都有不利影响。对于剧烈孕吐的孕妇，需要监测尿酮体，必要时寻求医生帮助，住院输液治疗以控制代谢紊乱。

需要注意的是，并不是所有的呕吐都是早孕反应，需要排除由消化系统或神经系统疾病所引起的呕吐。对个别不能用妊娠剧吐解释的重症患者，必须仔细与内外科疾病鉴别。

孕中期

15 孕中期该怎么吃？

孕中期是指怀孕 13 ～ 27 周，是宝宝组织器官迅速发育的时期，平均每天增重 10 克。妊娠 4 个月时是宝宝脑细胞分化的第一个高峰，孕 20 周后骨骼的生长也变快。

母体为了适应宝宝需要也会发生一系列生理变化，如血容量增加，子宫和乳房增大。宝宝和孕妇的这些变化都对营养的要求有所增加，因此从孕中期开始，孕妇需要合理地增加食物的摄入量。

孕中期膳食营养的基本要求是：

（1）摄取足够的能量，既满足此阶段的需要，也对孕早期的能量加以补充。

（2）保证优质蛋白质的摄入，在孕前膳食基础上每天增加15克蛋白质，并以优质蛋白质为主。可每天增加鱼、禽、蛋类50克、奶类200克。建议每周吃2～3次鱼，以提供对宝宝脑发育有重要作用的ω–3长链多不饱和脂肪酸。

（3）增加维生素和矿物质摄入。孕中期应足量食用蔬菜、水果，注意添加粗杂粮、动物内脏。每天食用奶类500克以上，摄入不足的情况下应服用钙片。继续选用加碘盐。

（4）孕中期每天应摄入的各类食物及其食用量大致如下：谷类200～250克，薯类50克，全谷物和杂豆不少于1/3；蔬菜类300～500克，其中绿叶蔬菜和红黄色等深色蔬菜占2/3以上；水果类200～400克；鱼禽肉蛋类（含动物内脏）每天总量150～200克；牛奶或酸奶300～500克；大豆15克，坚果10克；烹调油25克，食盐不超过6克。

16 孕中期需要补充哪些营养素？

孕早期宝宝生长发育速度比较慢，对孕妇的营养要求也比较低，与怀孕前并没有太大差别。但从孕中期开始，宝宝的生长速度明显加快，此时孕妇必须注意增加营养。具体应该注意哪些营养素的摄取呢？

（1）蛋白质：蛋白质是维持孕妇自身健康和宝宝正常发育最基本的营养素之一。孕中期的孕妇需要每天增加15克蛋白质摄入。鱼、肉、蛋、奶、豆类和谷类都是蛋白质的来源，但谷类食物中的蛋白质属于不完全蛋白质，不利于机体有效利用；鱼、肉、蛋、奶和豆类中的蛋白质属于优质蛋白质，食用后机体利用率高。素食主义的孕妇不吃鱼类或禽畜肉等动物性食物，可通过各种蛋类和奶类来补充优质蛋白质。如果是纯素食主义的孕妇，蛋类和奶类也不吃，可选择多吃豆类食物，如腐竹、豆皮、豆干、豆腐等。若通过食物仍不能摄入充足的优质蛋白质，可考虑在营养师的指导下，有针对性地吃一些蛋白质营养补充剂。

（2）铁：铁缺乏是孕期最常见的营养不良问题之一。孕中期的孕妇应摄入足够的含铁食物，保证母体充足的铁储备。动物血、肝脏、大豆、黑木耳等食物每100克含铁量均在10毫克以上；瘦肉、蛋黄、肾脏、干果每100克含铁量也可达到 5 毫克左右。此外，还可在烹饪时使用铁强化酱油，只是要注意酱油作为一种含盐量高的调味品不宜多吃。

（3）维生素 A：维生素 A 是指含有类视黄醇，并具有其生物活性的一大类物质，包括已形成的维生素 A 和维生素 A 原及其代谢产物。维生素 A 可促进生长与骨骼发育，维持正常的视觉功能和生殖能力，维持皮肤与黏膜细胞的正常分化，增强呼吸道和消化道的抗病能力，还与味觉、听觉、食欲关系密切。孕期维生素 A 缺乏与胎儿死亡、畸形、早产、宫内发育迟缓、宝宝低出生体重有关。因此，孕妇应注意补充维生素 A。我国孕妇维生素 A 的推荐摄入量，孕早期为每天 700 微克视黄醇当量，即 2333 国际单位；孕中晚期为每天 770 微克视黄醇当量，即 2566 国际单位。

需要注意的是，维生素 A 不能过量摄入，可能引起中毒。据文献报道，孕早期若每天大剂量摄入维生素 A，娩出畸形儿的可能性大大增加。孕妇维生素 A 的可耐受最高摄入量（UL）为每天 3000 微克视黄醇当量，即 10000 国际单位。由于维生素 A 的安全摄入量范围较窄，补充时应控制好剂量。补充维生素 A 最有效的是各种动物肝脏、鱼肝油、鱼卵等食物和含维生素 A 的膳食补充剂。其中，动物肝脏是最易得的维生素 A 来源，常见的动物肝脏每 100 克的维生素 A 含量（单位为微克视黄醇当量）为：羊肝 20972，牛肝 20220，鸡肝 10414，鹅肝 6100，猪肝 4972，鸭肝 1040。深色蔬菜水果中含有类胡萝卜素，在体内也可部分转化成维生素 A，如胡萝卜、西兰花、菠菜、苜蓿、空心菜、莴笋叶、芹菜叶、豌豆苗、紫红薯、辣椒、芒果、杏子和柿子等。目前市面上销售的孕妇奶粉大多强化了维生素 A，很多孕期复合维生素矿物质补充剂也含有一定量的维生素 A，选用时应注意维生素 A 的总量。

（4）维生素 B_1：维生素 B_1 又称为硫胺素、抗脚气病因子、抗神经炎因子等，与机体的能量代谢密切相关。由于维生素 B_1 是水溶性维生素，不能在体内储存，孕妇在孕期需每天足量摄入，以保证母体能量代谢和宝宝生长发育所需。孕期维生素 B_1 缺乏或亚临床缺乏时，孕妇可能不会表现出明显的脚气病，但可能导致宝宝发生脚气病。维生素 B_1 缺乏也会影响胃肠道功能，在孕早期时可能加重早孕反应。我国孕妇每天维生素 B_1 的推荐摄入量，孕早期为 1.2 毫克，孕中期为 1.4 毫克，孕晚期为 1.5 毫克。动物的肝、心、肾等内脏、瘦肉、豆类和粗粮是膳食中维生素 B_1 的主要来源，孕中期的孕妇应常吃这些食物。若通过食物不能摄入足量的维生素 B_1，则需要在医生指导下适量服用维生素 B_1 补充剂。

17. 孕期需要补 DHA 吗？

DHA，学名二十二碳六烯酸，是脂肪酸家族的一员，

属于 ω-3 长链多不饱和脂肪酸。DHA 可由 α- 亚麻酸在体内转化而成，但效率不高，有资料显示转化效率仅为 1% ～ 3%。因此，从食物中直接获取 DHA 是最有效的途径。对于孕妇而言，DHA 可以看作"条件必需脂肪酸"。研究显示，孕期 DHA 营养状况与母婴健康关系密切。

（1）孕期补充 DHA 能够改善妊娠结局，降低早产发生风险并适度促进宝宝生长。

（2）DHA 对宝宝神经功能发育具有积极作用。

（3）DHA 与宝宝视觉发育有关，能促进宝宝视网膜光感细胞的成熟。

（4）DHA 可能有益于改善产后抑郁以及促进宝宝免疫功能和睡眠模式的建立等。

因此，世界卫生组织和联合国粮农组织联合脂肪专家委员会在 2008 年提出建议：孕妇每天 DHA 的摄入量至少应达到 200 毫克。中国营养学会针对我国孕妇也提出了相同的建议。联合国粮农组织专家委员会建议孕妇摄入 DHA 的上限为每天 1 克。

含有 DHA 的食物包括鱼类（首选深海鱼）、海鲜、蛋黄、藻类，其他常见食物几乎不含 DHA。建议孕中晚期每周至少吃 2 ～ 3 次鱼，且至少吃一次富脂海产鱼，每次 100 ～ 150 克。尽量选择汞含量低、相对安全的三文鱼、银鳕鱼、沙丁鱼等鱼类，谨慎选择含汞风险较高的旗鱼、马林鱼、金枪鱼等。另外应常吃些海带、紫菜、裙带菜等藻类食物。亚麻籽油、紫苏籽油富含 α- 亚麻酸，建议孕

妇用亚麻籽油或紫苏籽油代替部分烹调油，如每天 5 ～ 10
克。亚麻籽和南瓜子等籽类也是 α- 亚麻酸的来源。若通
过膳食不能满足 DHA 的推荐摄入量，可以通过添加了 DHA
的孕妇奶粉或 DHA 营养补充剂进行补充，如图 5 所示。

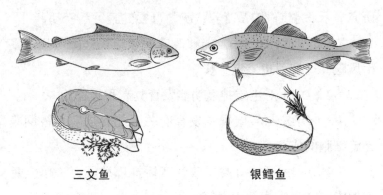

三文鱼　　　　　　　　　　　银鳕鱼

图 5　富含 DHA 的深海鱼类

孕晚期

18　孕晚期该怎么吃？

孕晚期是指妊娠 28 周至妊娠结束，这期间宝宝发育
极快，体积快速增加，大脑发育达到高峰。所以孕妇在孕
晚期的合理饮食至关重要。但由于宝宝的增大，孕晚期孕
妇的子宫升至上腹部，顶压到胃和膈肌，往往不能一次大

量进餐，需要通过少量多餐来摄取足够的食物。孕晚期的饮食主要应做到以下几点：

（1）保证适宜的能量和优质蛋白质摄入。孕晚期的孕妇应在孕前膳食基础上，每天增加鱼禽肉蛋类动物性食物 125 克，最好每天都能吃 1 个鸡蛋。

（2）摄入充足的钙，同时保证维生素 D 的供给。孕晚期是宝宝对钙的需要最多的时期，每天需要 300 多毫克钙沉积于骨骼和牙齿中。因此，孕妇在这一阶段应特别注意补钙，以保证宝宝骨骼正常发育并防止母体骨钙流失。孕晚期的孕妇每天应摄入 500 克牛奶、酸奶、奶酪等奶制品。奶类摄入不足时应每天通过钙片补充 300 ~ 600 毫克钙。补钙的同时要常晒太阳或补充维生素 D，促进钙吸收。

（3）足量摄入蔬菜、水果和粗粮，一方面补充 B 族维生素、维生素 A 和维生素 C 等水溶性维生素，另一方面保证充足的膳食纤维摄入，从而预防和改善因宝宝压迫和活动减少等原因造成的便秘问题。

（4）保证富含铁、锌、碘等营养素的食物摄入。孕晚期孕妇的膳食中需要有动物肝脏、贝类、坚果、藻类等食物，继续选用加碘盐。

（5）每周吃 2 ~ 3 次富含 DHA 的深海鱼类。孕晚期宝宝大脑发育达到高峰，孕妇应摄入足够的 DHA，以促进宝宝大脑发育。

（6）保证体重适宜增长，尤其在孕 36 周之后，应适当限制脂肪和碳水化合物的摄入，以免宝宝过大造成难产。

当体重增长较多时，可多选用鱼类而少选用畜禽肉，不吃肥肉和高脂高糖食物。另外，每天应进行 30 分钟中等强度的身体活动。

19 孕期便秘怎么办？

便秘是指排便次数减少，同时排便困难、粪便干硬的现象。便秘是孕期常见的烦恼之一，也是孕期经常疏忽之处。特别是到孕晚期，便秘会越来越严重，有些人常几天甚至 1 ~ 2 周都没有排便。便秘的危害有很多，轻则导致孕妇腹痛、腹胀，诱发痔疮，重者可导致肠梗阻，引发早产，危及母婴安全。长期便秘还会使有害物质在体内积聚，损害肠道健康，当有害物质进入血液循环后，还会对其他组织器官造成不良影响。

那么，孕妇该如何缓解便秘症状呢？需要做到以下几点：

（1）常吃一些富含膳食纤维的食物。膳食纤维能促进肠蠕动，扩张结肠黏膜血管，促进结肠血液循环。水溶性膳食纤维能在肠道内吸收水分，增加粪便体积和重量，使粪便松软，容易排出。另外还是肠道益生菌的"食物"，可被益生菌发酵，起到调理肠道菌群的作用，其发酵产生的短链脂肪酸还能为结肠黏膜细胞提供能量，促进肠黏膜健康。膳食纤维的这些作用都有助于缓解孕期便秘问题。含膳食纤维丰富的食物主要有粗粮、豆类、薯类、蔬菜、水果、坚果、菌藻类等。因此，建议常吃点燕麦粥、八宝饭、蒸红薯等主食，或蒸米饭时用部分糙米替代精米，蒸馒头时在面粉中适量添加全麦粉。每天摄入充足的新鲜蔬菜，适量吃水果。

（2）足量饮水。水相对于食物，可以较快到达结肠，刺激肠蠕动，进而改善便秘。饮水不足时会加重便秘。《中国居民膳食指南（2016）》建议孕妇每天饮水 1700 ～ 1900毫升。应定时主动喝水，不要等到口渴时才喝水，因为感到口渴时已经是明显缺水的信号了。可在晨起空腹喝一杯白开水或蜂蜜水，有利于刺激肠蠕动，促进排便。

（3）适量身体活动。对于没有医学禁忌证的孕妇，孕中晚期应每天进行 30 分钟中等强度的身体活动，如快步走、孕妇瑜伽等，这样有利于增强肠道运动，缩短食物通过肠道的时间，从而缓解便秘。

（4）养成每日定时排便的习惯。最好早餐过后排便，排便时应专心，不要看书、看报纸或玩手机。切忌忍着不排便，应在一有便意时就及时去厕所排便，因为粪便在肠内积存久了，会造成排便不易。

（5）经常吃些含益生菌的食物。双歧杆菌不仅有助于营养的消化、吸收，还能调节肠道蠕动。所以，孕妇可以常吃含有益生菌（如双歧杆菌）的食物，对孕妇和宝宝都有益。

（6）少吃煎炸食品和辣椒、花椒、芥末、胡椒等辛辣刺激性调味料，不喝含糖饮料，避免接触烟草和酒精。

（7）规律的作息、充足的睡眠、愉快的心情和良好的精神状态等都有助于减轻便秘。

小贴士　香蕉可以缓解便秘吗？

香蕉含有丰富的膳食纤维，特别是水溶性膳食纤维。香蕉中的膳食纤维可促进肠蠕动，帮助排便。

不过，在香蕉的销售过程中，为了减少因运输、搬运等过程造成的损失，果农们一般会在香蕉还没有完全成熟时就将其采摘下来，运到各地。超市、水果店等场所为延长所售香蕉的货架期，出售的大多也是尚未成熟的香蕉。因此，通常情况下我们买到的香蕉都是半生不熟的。即使香蕉表面已经变黄，里面也可能还没有熟透。

生香蕉里含有大量鞣酸。鞣酸在医学上被用作收敛剂，由它制成的鞣酸蛋白可用于减轻肠道刺激和抑制肠蠕动，有收敛、止泻的作用。所以，孕妇如果吃的是生香蕉，便秘不但不会好转，反而可能更严重。

因此，要想起到缓解便秘的效果，孕妇应注意挑选熟透的香蕉，或将买回来的香蕉放置几天等完全熟透后再食用。除了香蕉外，苹果、红薯、豆类、蔬菜和粗杂粮等食物也含有丰富的膳食纤维，建议每天都吃上几样。

需要提醒的是，虽然熟透的香蕉有助于缓解便秘，但不能作为治疗便秘的常规方法。顽固性便秘或严重便秘不可能通过吃香蕉就好了，得找到便秘原因，对症下药，如图 6 所示。

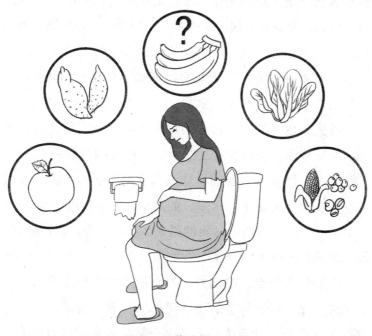

图 6 香蕉能否治便秘

20 孕期水肿怎么办?

孕妇在孕期尤其是孕中晚期常受水肿困扰，最常见的是下肢水肿，腿脚变得肿胀难受，严重的走路都困难。孕期水肿大多是生理性水肿，主要是由于增大的子宫和宝宝对下腔静脉造成压迫使得血液回流不畅，导致水分潴留在组织液中。这种水肿是孕期的正常现象，通常经过一段时间的休息就会缓解，孕妇不用过于担心。出现水肿的孕妇应注意多休息，避免长时间走路或站立。睡觉时最好选择左侧卧位，并把腿稍微垫高一点，这样有助于下肢的血液回流，减轻下肢水肿。请家人帮忙适当按摩下肢也能缓解水肿。

出现水肿的孕妇在饮食方面应注意什么呢？

首先，由于钠摄入过多会增加体内水钠潴留，加重水肿，因此应保持清淡少盐的膳食，严格控制钠的摄入。

其次，增加富含钾的食物摄入有助于缓解水肿。可以多吃点富含钾的蔬菜、水果，如芹菜、香蕉、橙子等。

另外，适当增加蛋白质的摄入，避免出现低蛋白血症，增加血液的胶体渗透压也对缓解水肿有一定作用。

需要注意的是，孕期并非所有的水肿都是正常的。如果水肿严重，经过休息后也不见好转，就要警惕，应及时进行医学检查，以确认是否是由于某些疾病引起的水肿，常见的如妊娠高血压、妊娠合并肾脏疾病等。

21 患有妊娠糖尿病怎么办？

妊娠糖尿病是孕期常见病，孕妇都需要做口服葡萄糖耐量试验，当血糖值达到或超过以下 1 项或多项就可以诊断为妊娠糖尿病：空腹血糖 5.1 毫摩尔每升，1 小时血糖 10.0 毫摩尔每升，2 小时血糖 8.5 毫摩尔每升。妊娠期糖尿病严重影响母婴健康，特别是对新生儿可造成严重危害，包括：巨大儿发生率增加，而且体态不同于正常孕妇所生的巨大儿，其脂肪组织主要堆积于躯干部分；孕妇患严重糖尿病伴有血管病变时，可能使宝宝生长受限，发育不良，出现早产，多与为避免对母婴的不良影响所进行的医学干预有关；娩出畸形宝宝的风险增加，畸形多见于神经系统、骨骼和心血管等。孕早期高血糖对宝宝危害最大，若是孕前就是糖尿病患者的女性应在血糖控制至正常范围后受孕；新生儿合并症增加，死亡率增高，新生儿合并症包括高胆红素血症、呼吸窘迫综合征、低血糖、心脏病等，还可能导致新生儿智力低下、精神异常；如果患有糖尿病的孕妇在孕期血糖控制不佳，那么宝宝在童年期和成年后患肥胖症和 2 型糖尿病的风险会增高。

妊娠糖尿病患者的饮食较为复杂，在兼顾血糖的同时，还要满足孕妇和宝宝的营养需要，主要应做到以下几点：

（1）合理控制总能量。妊娠糖尿病患者虽然血糖高，但是糖的利用率低，应保证足够的能量供给以满足孕妇和宝宝的需要。孕早期不需要额外增加能量，孕中晚期需每天增加 300 ~ 450 千卡的能量。由于存在个体差异，不能要求所有的孕妇增加相同的能量。一般可根据体重进行折算，建议每千克体重每天摄入 30 ~ 40 千卡能量。

（2）三大产能营养素比例适宜。产能营养素包括碳水化合物、脂肪和蛋白质，保证膳食中三者适宜的供能比在妊娠糖尿病防治中具有重要意义。在每天摄入的总能量中，应由碳水化合物提供 50% ~ 60%，蛋白质提供 15% ~ 20%，由脂肪提供的能量不超过 25%。孕妇保证充足的蛋白质摄入是必须的，为避免食用高蛋白食物的同时过多摄入脂肪，建议选择鱼类、豆制品、鸡肉、兔肉、脱脂牛奶等作为优质蛋白质来源，同时减少烹调用油量。

（3）尽量选择血糖生成指数低的食物，控制单糖、双糖的摄入。食物血糖生成指数，简称生糖指数，英文缩写为 GI，是指不同食物食用后血糖耐量曲线在基线内面积与葡萄糖耐量面积之比，是反映食物与葡萄糖相比升高血糖的速度和能力的指标，可以用来评价某种食物摄入后对血糖影响的幅度。通常把葡萄糖的 GI 定为 100，用其他各类食物与之进行比较，GI > 75 为高 GI 食物，75 ~ 55 为中 GI 食物，< 55 为低 GI 食物。

食物对血糖的影响首先取决于碳水化合物含量及消化吸收速度。我们进食后，食物中的碳水化合物会消化分解成单糖后进入血液，从而引起血糖波动。由于不同食物所含碳水化合物的性质和量不同，在胃肠道消化速度和吸收程度也不同，因此会有不同的 GI 值。葡萄糖、白砂糖、红糖、冰糖和蜂蜜等食物的主要成分都是简单糖类，进入体内后吸收很快，从而对血糖影响较大。而且它们几乎不含其他营养成分，只提供能量，所以患有妊娠糖尿病的孕妇应少吃。精制小麦粉加工的面条、白米饭等精细主食淀粉含量高，消化吸收速度也快，同样属于高 GI 食物（GI值分别为 82 和 83）。而荞麦面、全麦粉、糙米、燕麦麸等未精细加工的粗粮的 GI 值分别为 59、37、54 和 55，属于低 GI 食物。食物的加工方式对 GI 也有影响。蒸煮得比较软烂的米饭在食用后一小时内升高血糖的水平明显高于干米饭；粥煮的时间太久，升高血糖的能力也会提高。血糖高的孕妇要想避免高血糖对自身和宝宝产生不利影响，应尽量选择低 GI 的食物。主食方面如全麦、荞麦、燕麦、大麦、糙米、黑米、小米、玉米、红薯、山药、芋头等，水果方面如樱桃、李子、柚子、苹果、草莓等。

但需要注意的是，低 GI 的食物并不代表可以多吃。我们建议患有妊娠糖尿病的孕妇选择低 GI 的食物，是指在适宜的总量前提下，优先选择低 GI 食物。比如某一餐需要吃 50 克主食，那我们建议吃 50 克糙米饭代替 50 克白米饭，而不能因觉得糙米饭 GI 低就吃上 100 克。高 GI的食物也不是一点不能碰。比如西瓜的 GI 虽然较高，但它单位重量的碳水化合物含量较低，因此，一次吃少量西瓜（比如一小块）对血糖水平的影响不会很大。

（4）保证充足的维生素和微量元素摄入。维生素B_1、B_2 和烟酸参与糖的代谢过程，锌参与蛋白质合成，铬是胰岛素因子，能提高胰岛素敏感性。患有妊娠糖尿病的孕妇应均衡饮食，每天的菜谱尽量丰富，食物种类尽量多，以保证各种营养素均衡摄入。

（5）增加膳食纤维的摄入。膳食纤维可延缓葡萄糖在体内的吸收，延缓血糖升高。而且很多富含膳食纤维的食物（各种蔬菜、粗粮、杂豆等）本身 GI 和能量较低，有助于控制血糖。

（6）少食多餐，将每天的食物更均匀地分布在一天内。对糖尿病患者而言，与避免高血糖同样重要的是要预防低血糖。血糖的剧烈波动对孕妇自身和宝宝的健康都非常不利。为使血糖尽量保持平稳，患有妊娠糖尿病的孕妇应更均匀地分布每天的食物，每次少吃一点，增加餐次，避免暴饮暴食。

小贴士 患有妊娠糖尿病的孕妇可以吃水果吗？

患妊娠糖尿病的孕妇因为担心血糖升高，生活中会对是否能吃水果犹豫不决。那么，妊娠糖尿病患者到底可不可以吃水果？答案是可以。但是需要结合孕妇的实际情况，注意进食时间、进食数量及水果种类的选择。

（1）孕妇的血糖水平是否控制在合理范围内。当血糖不稳定、餐后 2 小时血糖水平高于 8.5 毫摩尔每升时，建议暂时不吃水果；如果血糖水平比较理想，可以适当地吃一些水果。国际妇产科联盟建议血糖控制目标如下：孕期空腹血糖 ＜ 5.3 毫摩尔每升，餐后 1 小时血糖 ＜ 7.8 毫摩尔每升，餐后 2 小时血糖 ＜ 6.7 毫摩尔每升。

（2）选择合适的水果。合适的水果是指含糖量、血糖生成指数（GI值）、血糖负荷（GL值）低的水果。简单地说，GI决定一种食物升高血糖的速度，GL决定一种食物对血糖水平的影响程度。人们常吃的苹果、梨的GI为36，柑橘、葡萄GI为43，香蕉、猕猴桃GI为52，GI小于30的水果有樱桃、柚子、桃等，只有少数水果如芒果、香蕉、菠萝、西瓜等GI高于55。与干果相比，新鲜水果含水量高，GI值低一些。每200克新鲜水果大约相当于25克主食，糖尿病患者每天分次吃100～200克水果的话，一般不会引起血糖迅速升高。干果、坚果水分少，能量和含糖量偏高，不建议妊娠糖尿病患者大量食用。除了樱桃、李子、桃、柚子和苹果等推荐首选的水果外，也可以把黄瓜、西红柿当成水果来吃。需要注意的是，不能用水果罐头、果汁替代新鲜水果。由于口感上的需求，水果罐头和果汁一般会加入大量添加糖，糖尿病患者不宜食用，如图7所示。

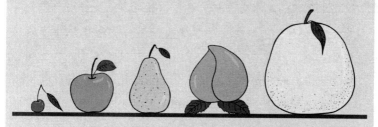

图7　低GI的水果

（3）吃水果的时间要掌握。正餐前后不宜吃水果，容易导致餐后血糖过高。吃水果的时间最好是在两餐之间，如上午 10 点左右，下午 3 点左右。

（4）控制进食水果的量。对于患有妊娠糖尿病的孕妇来说，每天吃水果最好不超过 200 克，且分 2 ~ 3 次吃。由于个人情况和饮食方面存在差异，适宜的水果摄入量也因人而异。可以在吃水果前和吃水果后都测量一下血糖水平，了解自己是否适合吃这种水果以及这样的摄入量对血糖有无影响。

小贴士 患有妊娠糖尿病的孕妇是否应该少吃主食，最好不吃？

很多人认为既然血糖高，那么碳水化合物含量高的主食应该吃得越少越好，其实这是错误的。

患有妊娠糖尿病的孕妇每天也需要摄入足够的能量，用以维持正常的工作和生活，以及宝宝的生长发育。主食中含有丰富的碳水化合物，是人体最经济、最好用的能量来源，也是 B 族维生素、矿物质、蛋白质和膳食纤维的重要来源。如果不吃主食，碳水化合物摄入不足，机体就要依靠脂肪和蛋白质来提供能量。脂肪氧化供能的过程中会产生大量酮体，在体内积累容易引起酮症酸中毒，对宝宝的健康非常不利；机体组织蛋白的分解消耗也不利于健康。孕妇每天食用适量的主食既能节约蛋白质，还能预防酮血症的发生。

因此，患有妊娠糖尿病的孕妇也应该每天适量吃主食。

不过，为了尽量减轻血糖波动，要选择 GI 值低的主食。主食主要包括谷类，如大米、面粉、小米，玉米等；薯类，如马铃薯、红薯、山药、芋头等；杂豆类，如绿豆、红豆、豌豆等。总体原则是首选含碳水化合物较少、更加"粗糙"的食物。一般来说，碳水化合物含量谷类＞杂豆类＞薯类。适合高血糖孕妇的主食有粗粮、杂豆和薯类，如全麦、糙米、玉米、小米、燕麦、荞麦、红薯、山药等，尽量减少精制米面和精制糖的摄入，少吃高糖高脂的糕点。

22 患有妊娠高血压怎么办?

妊娠合并高血压的患病率在孕妇中约 5%～10%，其中七成是因妊娠所致的高血压，其余三成在妊娠前就是高血压患者。妊娠高血压是妊娠期特有的高血压，属于妊娠合并证的一种。临床上一般是指妊娠 20 周以后发生的高血压，不伴有明显蛋白尿，妊娠结束后血压可恢复正常。孕妇还可能发生一种以高血压为表现的疾病，即先兆子痫，是指发生在妊娠 20 周以后的血压升高，伴临床蛋白尿。重度先兆子痫定义为血压 ≥ 160/110 毫米汞柱，有大量蛋白尿，并出现头痛、视物模糊、肺水肿、少尿和实验室检查异常（如血小板计数下降、转氨酶异常），常合并胎盘功能异常。

当出现妊娠高血压时，应给予重视并采取措施预防和缓解。妊娠期间的降压用药不宜过于积极，《中国高血压防治指南（2017）》建议，当孕妇血压达到150/100毫米汞柱时再开始接受药物治疗，降压目标为收缩压130～140毫米汞柱，舒张压80～90毫米汞柱。治疗的主要目的是保证母儿安全和妊娠的顺利进行。因此，较轻的妊娠高血压的治疗应以生活方式干预为主，药物为辅。生活方式干预主要包括限盐、吃含钾的食物、保持适当的身体运动、放松情绪等。

孕妇在妊娠期间应该合理饮食以预防或减轻妊娠高血压带来的危害。患有妊娠高血压的孕妇在饮食上应注意什么呢？

（1）严格限制钠的摄入。这是高血压饮食中最重要的一条。除严格控制食盐量以外，还要考虑其他来源的钠，包括调味料以及用盐腌制的食物，如咸菜、酱菜、火腿肠、咸鸭蛋、腊肉等。需要注意的是，并不只有吃起来咸的食物才含盐，很多包装食品或加工食品由于配料复杂，含有大量糖或其他成分，可能吃起来没有咸味，但不代表不含钠。患有妊娠高血压的孕妇在选择这类食物时应学会查看配料表和营养标签。

（2）摄入足量的钾、镁、钙等矿物质。这些矿物质能在一定程度上拮抗钠的作用，可一定程度上控制高血压。水果、蔬菜中含有丰富的钾；粗粮、豆制品、坚果、绿叶蔬菜、肉类、海产品是镁的良好来源；奶及奶制品、虾皮、芝麻酱中含有丰富的钙。患有妊娠高血压的孕妇应保证菜单中常有这些食物。

（3）多吃绿叶蔬菜，适量吃新鲜水果。蔬菜和水果不仅钾含量丰富，还富含膳食纤维、维生素和多种有利健康的植物化学物。其中芹菜、荠菜等蔬菜有一定的降压作用，推荐多选用。

（4）适量摄入蛋白质，且以优质蛋白为主。某些妊娠高血压孕妇可能合并肾功能不全，应限制利用率低的植物蛋白的摄入，以富含优质蛋白的动物性食物作为主要的蛋白质来源，如瘦肉、鱼虾、蛋类等。

（5）限制脂肪在膳食中的供能比例，使脂肪供能占总能量的 25% 以下。烹调以橄榄油、花生油、菜籽油、玉米油等植物油为主，减少猪油、黄油、奶油、棕榈油等饱和脂肪酸含量高的油脂摄入。

23 孕晚期最容易缺什么营养素？

孕晚期时，宝宝生长发育迅速，孕妇的腹部明显隆起，乳房为适应分娩后泌乳的需要也开始变大，血容量在 33 ~ 34 周时达到顶峰，比孕前增加近 1 倍，红细胞计数仅增加约 1/5，血液被稀释。在此阶段，孕前体重正常的孕妇每周增重 0.42 千克左右。为满足宝宝快速生长及自身生理变化的需要，孕晚期的孕妇需要合理增加食物的摄入量，获取充足的营养。那么孕晚期最容易缺什么营养素？应该如何调整膳食呢？

（1）孕晚期由于血液系统的变化，易发生缺铁性贫血，应注意补铁。补铁最有效的食物包括猪肝、鸡肝、猪血、鸭血、瘦肉等动物性食物。若已出现明显贫血，应在医生指导下口服铁剂补铁。另外，应注意维生素C、维生素B_{12}和叶酸的摄入，常吃富含这些维生素的食物，如新鲜蔬菜和水果、动物肝脏、肉类、海产品、豆制品等。

（2）摄入足量的蛋白质、能量和钙。孕晚期应每天至少摄入500克奶制品，相比孕前每天增加鱼、禽、蛋、瘦肉共125克。但因宝宝对胃部的压迫，孕晚期的孕妇可能一餐吃不了太多，这时就需要增加餐次，以保证能量和营养素的足量摄入。

（3）补充DHA。为适应宝宝大脑快速发育的需要，孕晚期的孕妇应每周吃2～3次深海鱼，以摄入足够的DHA。若因各种原因不能实现，可适当服用含DHA的营养补充剂。

（4）注意补碘，继续食用加碘盐。孕晚期孕妇对碘的需求比孕前多1倍，应食用加碘盐，并每周吃1～2次富碘的海产品，如海带、紫菜、贝类等。

（5）监测体重，避免体重增长过快。孕晚期的孕妇在摄入充足营养素的同时，还应注意体重变化，防止宝宝过大，增加分娩难度。

小贴士 孕期吃鱼越多宝宝越聪明?

孕期对营养的需求显著增加，而鱼类富含优质蛋白质，易消化吸收，且饱和脂肪酸含量低，并含有DHA等ω-3多不饱和脂肪酸，有助于宝宝大脑和视力发育，因此，吃鱼对孕妇和宝宝的健康都有益。

不过，吃鱼固然有好处，却也存在一定的健康隐患。鱼类除了含有丰富的营养外，还容易富集环境污染物甲基汞，而甲基汞能穿过胎盘屏障，对正处于发育阶段的宝宝大脑伤害最大。

因此，美国环保署和食药局联合发布的鱼类和贝类食用建议中指出，建议孕妇、哺乳期女性和儿童这些敏感人群每周吃鱼227～340克，也就是半斤左右，低龄儿童还应在此基础上减量。

另外，不同品种和不同水域的鱼体中甲基汞含量有所差别。由于甲基汞能通过食物链进行富集，因此，处于食物链上游的大型肉食性鱼类往往甲基汞含量相对较高。根据美国环保署和食药局发布的资料，汞含量较高的鱼类包括鲨鱼、剑鱼、鲭鱼、红鱼、方头鱼、枪鱼、金枪鱼、旗鱼等。较为安全的低汞鱼类包括鲶鱼、鳕鱼、罗非鱼、比目鱼、沙丁鱼、三文鱼、梭鱼等。

孕妇大多被视为"特护人群"，吃穿用度都得慎之又慎。特别是在吃上，家里的老人动不动就说这个不能吃，那个不能吃，吃这个会流产，吃那个会早产，这让孕妇们不知所措担心不已。怀孕不能吃螃蟹的说法流传已久，在螃蟹肥美的季节，很多孕妇只能看着家里其他人有滋有味地啃螃蟹，那么，孕妇真的不能吃螃蟹吗?

　　从食物营养角度来看，螃蟹属于高蛋白、低脂肪食物，并且富含钙、镁、锌、硒及维生素A、维生素B_2等营养素，对孕妇来说是营养丰富的好食物。

　　引起孕妇流产的因素很多，包括孕妇自身情况、胚胎发育情况、药物、感染、外力等，但并没有发现吃什么食物会导致流产的。

　　老话说孕妇不能吃螃蟹，主要是认为螃蟹属于寒性食物，具有活血化瘀的功效，孕妇吃了容易流产。但这一理论并没有什么明确的证据，真正因为吃螃蟹引起流产的事件也并无报道。而且所谓的寒性食物太多了，难道都能引起流产? 都要忌吗?

　　还有一种说法是"食螃蟹令子横生"，意思是说螃蟹横着走，孕妇吃了螃蟹会胎位不正。这种说法真是无力解释，就跟怀孕吃兔子会导致宝宝兔唇一样。

　　不过，从食品安全角度讲，吃螃蟹是需要注意的。螃蟹生活在水底，而且是杂食性动物，其体表和体内容易富集细菌和寄生虫，特别是在水质不好的水域生长的螃蟹。

螃蟹死后，体内的细菌会迅速繁殖，分解蛋白质产生毒素，可能引起食物中毒。因此螃蟹要吃新鲜的，而且必须蒸熟煮透，以彻底杀死其体内的微生物。切莫食用生蟹、醉蟹。

螃蟹若是吃法不当，易引起食物中毒，一般人上吐下泻忍忍也就过去了，孕妇的话问题就严重，如果本身身体虚弱，有可能导致不良后果；另外，螃蟹也是容易引起过敏的食物之一，这两点应该是提醒孕妇吃螃蟹要小心的最确切依据了。

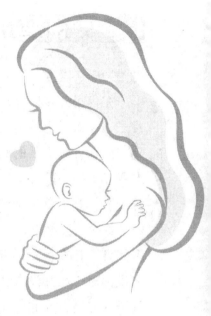

快乐哺乳篇

24 要不要坐月子？

在我国大多数地方，产妇生完孩子后都需要"坐月子"。月子，在医学上称为"产褥期"，是指从宝宝出生开始直到产妇除乳腺之外的其他器官恢复到接近生孩子之前的状态所经历的一段时间，一般是6周，也就是42天。所谓"坐月子"，基本就是指产妇在产后1～2个月内，家人或月嫂从饮食、生活起居、睡眠等方面给予特别照顾，使产妇多休息，补充营养，避免疲劳和着凉等。虽然从医学角度来说，对产妇并没有"坐月子"的医嘱，但中国传统的坐月子的习俗，并非毫无道理，而是遵循产褥期生理特点，促进产妇身体恢复的一种有利做法。毕竟在经历了痛苦的生产过程之后，产妇可以在坐月子期间充分地休息、补充体力和营养，获得家人的关心和照顾，对产妇身体的恢复是有积极作用的。

刚生完宝宝的产妇，生理和心理都会经历很大变化。生理方面的变化包括：产妇在生产时，会消耗很多能量、精力和体力，产后易疲劳；生产时有一定量的失血，生产后一段时间内也会有血性恶露不断排出使铁丢失增多；腹部、子宫、阴道和外阴部由于生产过程可能出现创伤，需要时间修复；产褥期皮肤的排泄功能旺盛，易出汗；乳腺开始分泌乳汁，而分泌乳汁需要持续消耗产妇的能量和营养。产后身体上的这些变化，要求产妇在产褥期及时补充营养和保证充足的休息，以促进体力和各器官正常生理功能的恢复，并促进乳汁分泌，如图 8 所示。

在心理方面，受激素水平剧烈变化的影响，产后容易产生不良情绪，身体上的各种不适容易加重不良情绪。这期间，如果有人能在饮食起居和宝宝照料等方面给产妇很好的照顾和帮助，可以帮助产妇更顺利地度过生理和心理转折的关键时期。因此，重视产后"坐月子"是有一定道理的，是有利于产妇各方面良好恢复的一种方式。

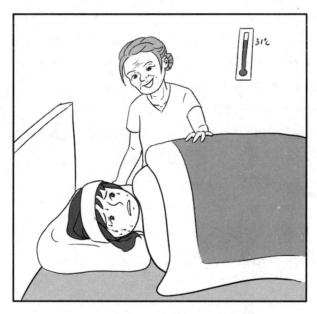

图 8　坐月子

注：反面案例：夏天包裹严实的产妇与穿着短袖的家人

只不过有些地方或家庭把坐月子"妖魔化"了，条件极其苛刻，甚至还有一些不合理不正确的要求，如月子里不能刷牙，不能吃水果，不能洗头洗澡，不能见一点风等。这些规矩不仅没有什么科学依据，而且不利于产妇健康。因此，正确坐月子对产妇有利，而乱坐月子却可能弊大于利。

小贴士　坐月子期间能运动吗？

很多还在产褥期的产妇着急想做些运动促进身材的恢复，家人却不允许，那到底这个时期能否做运动呢？实际上，根据个人的分娩方式和身体状况产妇是可以循序渐进地进行运动的。顺产的女性在产后第 2 天就可以做些产褥期保健操，如深呼吸、缩肛、伸腿、腹背、腰部运动等，但要注意循序渐进，不要贪多。到产后 6 周时，就可以每天做 15 分钟的有氧运动，如散步、慢跑等，再逐渐增加运动时间。但对于剖宫产的女性，则应谨慎运动，要注意自己伤口的恢复情况，不可操之过急。

25　月子餐该怎么吃？

坐月子期间最重要的事情恐怕就是"吃"了，所以才有了"月子餐"的说法，甚至还逐渐兴起了很多专门给产妇制作"月子餐"的机构。所谓月子餐，也就是指产妇在坐月子期间的膳食。很多地方对月子餐的禁忌很多，这个不能吃，那个不能吃，要多吃这个，得少吃那个，弄得很多家庭都不知道该怎么给产妇做饭了，也有不少家庭干脆就请专业的月嫂来给产妇做月子餐。

其实月子餐根本不难做。为什么这么说？因为健康的膳食万变不离其宗，都要符合基本的膳食营养平衡要求。只不过坐月子期间的女性身体各方面机能相对虚弱，特别是消化功能还没恢复，月子餐应以口味清淡温和的食物为主，避免辛辣刺激油腻难消化的食物。坐月子期间究竟该怎么吃呢？

对于刚刚结束生产的产妇，如果是正常分娩，在分娩之后休息约1小时就可以吃些清淡软烂，易消化吸收的半流质食物，如汤面、粥、鸡蛋羹等，之后一两天可以吃些馄饨、煮鸡蛋、炖得比较烂的肉菜，待胃肠道适应后就可以正常进食了；如果出现严重会阴撕裂伤，需要在1周内进食少渣膳食；剖宫产的产妇由于在手术时给予了麻药，其胃肠道功能受到影响，需要1天才可恢复正常蠕动和生理功能。建议在肠道功能恢复蠕动，也就是排气之后，先进食流质膳食，如米汤、蔬菜汤或是清淡的鱼汤，不要吃易胀气的食物，如豆浆和牛奶；待胃肠道功能恢复之后，进食1～2天的半流质膳食，之后再开始吃正常食物。产褥期可多吃鸡蛋、禽畜肉和鱼肉等补充优质蛋白质，并应重视蔬果的摄入。

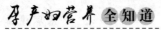

小贴士　　　坐月子可以吃水果吗？

　　在我国很多地方，民间流传着产后不能吃生冷食物的习俗，"生冷食物"中就包括蔬菜和水果。蔬菜还好一些，可以做熟了吃，水果就不行了，所以很多产妇在坐月子期间不被允许吃水果。实际上，这种做法是没有科学依据的，也对产妇的健康不利。

　　蔬菜和水果中含有多种维生素、矿物质、膳食纤维、果胶、有机酸、植物化学物等成分，可改善食欲，增加肠蠕动，防止便秘，促进乳汁分泌，提高机体抵抗力，是产后女性不可缺少的食物。产妇在分娩过程中体力消耗大，腹部肌肉松弛，加上卧床时间长，运动量减少，致使肠蠕动变慢，比一般人更容易发生便秘。如果不吃蔬菜和水果，不仅会增加便秘、痔疮等发生的风险，还会导致维生素、矿物质和膳食纤维等营养素摄入不足，影响乳汁中维生素和矿物质含量，进而影响宝宝的生长发育。不吃蔬菜和水果也有碍于宝宝从乳汁中感受不同食物的风味，不利于其后面对各种辅食的接受，甚至会影响其长大后健康膳食习惯的培养。因此"坐月子"期间要重视蔬菜水果的摄入，每天应保证摄入蔬菜 400 ~ 500 克，水果 200 ~ 400 克。

小贴士 坐月子应该吃多少鸡蛋?

有些地方主张产妇坐月子期间大量吃鸡蛋,每天要吃七八个以上,这样合理吗?的确,产妇生产时消耗了大量体力,需要补充营养以促进机体各项功能恢复,还需要给宝宝哺乳,因此建议适当多吃鱼、肉、蛋、奶和豆制品等富含优质蛋白质的食物。鸡蛋是优质蛋白质的良好来源,还含有卵磷脂、维生素B_2、维生素A、维生素D、钙、铁等营养素。坐月子期间多吃鸡蛋有助于产妇恢复体力、促进乳汁分泌。但是,鸡蛋虽好也不应过量吃,膳食指南建议哺乳期女性在孕前基础上每天增加25克蛋白质。每100克去壳鸡蛋约含13克蛋白质,一个中等大小的鸡蛋去壳后约50克,也就是说,哺乳期女性每天多吃3~4个鸡蛋就够了。蛋白质过剩会增加机体的代谢负担,加重便秘,还可能导致其他营养素的流失。另外,建议通过吃多种食物来增加蛋白质的摄入,而不是仅通过单一食物来补充。一般来说,建议每天选用3种以上的食物来补充优质蛋白质,如50克牛肉+50克鱼+200克牛奶,或50克瘦猪肉+60克鸡肉+20克鸡肝,或50克鸭肉+60克虾+80克豆腐,以上几种组合都能达到额外补充25克优质蛋白质的目的。

小贴士　　坐月子要多喝红糖水吗？

　　红糖长久以来一直被人们视为女性备孕、坐月子、痛经时的"法宝"。最普遍的说法是，红糖水可以补血，防治贫血，帮助女性尽快恢复元气。所以，常会有产妇在坐月子期间每天喝红糖水，甚至有人完全用红糖水代替白水。这种做法并不科学。女性贫血多数是由于缺铁造成的缺铁性贫血，因此，能够"补血"的食物首先应该铁含量较高。猪肝是常见的富含铁的食物，每百克猪肝中铁含量高达22.6毫克。而红糖的营养成分中，每百克含糖类96.6克，铁仅有1.4毫克。另外，红糖中的铁还是机体吸收率很低的非血红素铁，所以通过喝红糖水补铁补血的效果很有限。还需要注意的是，红糖是用甘蔗榨取的，成品红糖中蔗糖含量超过95%，喝多了反而容易引起肥胖。

小贴士　　坐月子要每天喝小米粥吗？

　　小米也是坐月子期间的热门食物，很多产妇在坐月子期间恨不得顿顿喝小米粥。从营养成分上看，小米作为一种谷物，含有糖类、膳食纤维、维生素 B_1 和 B_2 等营养成分，熬制的小米粥也比较容易被消化吸收，因此是坐月子期间比较好的食物之一。但也没有必要把小米粥"神话"，不爱喝小米粥的产妇完全可以用其他粥代替，如八宝粥、燕麦粥等。

26 母乳喂养有哪些好处？

随着各种健康知识的普及，越来越多人知道母乳喂养对宝宝大有好处。下面就细致地讲一下都有哪些好处。

第一，母乳喂养对宝宝的生长发育更有利。（1）母乳是 6 个月以内宝宝的最佳食物，没有之一。母乳中含有全面的营养素，可以满足这个阶段宝宝的所有营养需求，而且比例适宜，利于宝宝吸收利用。婴儿配方奶粉是母乳的替代品，是无法母乳喂养或母乳不足情况下的无奈选择。尽管对母乳成分的研究从未停止，但我们仍做不到把母乳彻底研究明白，婴儿配方奶粉无论再怎么接近母乳成分，也做不到完全一样。（2）纯母乳喂养的情况下宝宝过敏风险低。宝宝的肠道发育尚不完善，以牛乳或羊乳为原料生产的婴儿配方奶粉中某些蛋白质成分可能会使宝宝出现过敏反应。（3）宝宝出生前肠道内是无菌状态，出生后不久肠道菌群开始定植。宝宝肠道内的有益菌可以预防致病入侵，降低肠道疾病的发生率，促进宝宝健康发育。很多研究表明，母乳喂养的宝宝肠道内有益菌定植速度快，而配方奶粉喂养的宝宝就相对差一些。（4）还有研究表明，母乳喂养可以降低宝宝成年期肥胖、癌症、糖尿病、心脏病等慢性病的发病风险。（5）母乳喂养对宝宝的心理发育也有不可替代的作用，母乳喂养能给宝宝最大的安全感，有利于宝宝心理行为和情感发展，如图9所示。

第二，母乳喂养对产妇的健康也很有益。（1）宝宝的反复吸吮让妈妈的脑下垂体释放催产素，这种激素不仅让乳房分泌乳汁给宝宝，同时也引起子宫收缩，可防止产后出血，促进子宫尽快恢复到非妊娠状态。（2）母乳喂养的产妇恢复月经的时间常会延迟，有利于母体保存铁，降低患缺铁性贫血的风险。另外这种现象有利于自然避孕，保持一定的生育间隔，让每个宝宝得到最佳的生存保证，并且能促进产妇在两次怀孕之间体力的恢复。（3）母乳喂

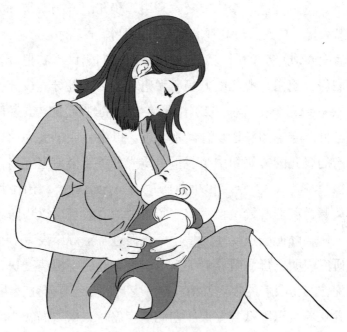

图9 母乳喂养

养还能帮助产妇产后恢复和减重。生产乳汁是一个活跃的代谢过程，平均每天消耗能量200～500千卡。因此，母乳喂养的产妇在消耗孕期存储的脂肪上更有优势。（4）母乳喂养可以降低产妇生殖系统癌症发生风险，如卵巢癌、乳腺癌和子宫癌等。（5）母乳喂养对产妇心理健康具有积极作用。母乳喂养提供了一种独有的母婴互动方式，能够促进母婴间的情感交流。宝宝吮吸乳房使妈妈产生的催乳素不仅可以促进乳汁分泌，还可以让产妇心情保持平静，有助于降低产后抑郁症的发病风险。

第三，母乳喂养更省钱。这一点相信很多宝妈宝爸深有体会，一罐婴幼儿奶粉动辄三四百，几天就喝完了，一个月下来光奶粉钱就是一大笔开销，更不用说还得配套几个奶瓶，各种规格的奶嘴，奶瓶消毒设备，奶瓶清洁工具等。母乳喂养的家庭毫无疑问能省下这部分花销。

第四，母乳喂养更方便。给宝宝冲奶粉看着简单，要做好也不容易。奶粉量要准确，冲泡水温要适宜，喝完要把奶瓶彻底清洗晾干并定时消毒。尤其是出门的时候，得给宝宝备好奶粉、奶瓶、温水、洗涤剂、奶瓶刷等各种用具。母乳喂养的家庭就省事多了，宝宝饿了的时候找个母婴室就可以哺乳了，没有母婴室的地方也只需要一条哺乳巾便能搞定。

总之，母乳喂养的好处很多，产妇一定要坚持母乳喂养。但是若产妇患有某些可能通过乳汁传播给宝宝的疾病，或正在服用药物，则应该避免母乳喂养。

27 怎样才算纯母乳喂养？

母乳可以满足宝宝 6 个月之内的全部营养需求。所谓纯母乳喂养，是指除了必需的药物、维生素和矿物质补充剂外，母乳是宝宝唯一的食物来源，宝宝不进食任何其他的液体和固体食物，包括水。

有的家长总担心宝宝口渴，其实不用怕，母乳的主要成分就是水，含量在 80% 以上，特别是每次哺喂时刚开始泌出的乳汁，即前奶，含水量更高。合理的母乳喂养完全可以满足 6 个月以内的宝宝对水的需求，即使在炎热的夏天，只要充分哺喂母乳也可以满足宝宝对水的需求。母乳喂养的原则是按需哺喂，也就是只要宝宝有吃奶的需求，就应该哺喂。宝宝如果口渴了就会想吃奶，或者妈妈觉得宝宝可能口渴了，只要给宝宝喂母乳就可以了。而且，宝宝的胃容量很小，如果水喝多了就会占据本该属于母乳的空间，影响宝宝对营养素的摄入。所以说，纯母乳喂养的宝宝是不需要额外喂水的，这也是世界卫生组织（WHO）的明确建议。

当然，这只是针对健康的宝宝，如果宝宝出现急性腹泻、剧烈呕吐等会引起急性失水的情况，则应该根据医生指导确定是否需要补水补液。

由于母乳喂养时宝宝吃了多少奶无法准确评估，所以很多产妇对自己的泌乳量没有信心，总担心宝宝吃不饱，或是摄入的水和营养素不够全面，对市面上各种配方奶粉有所心动。还是那句话，配方奶粉再高大上，也不及母乳。至于判断宝宝能不能吃饱，可以通过观察宝宝尿量来初步判断。一般宝宝每天能尿湿6块以上的尿布，就说明母乳摄入量足够了，同时还应结合宝宝的精神状态和发育情况来综合评估。产妇足量饮水并让宝宝频繁吮吸，以及适当使用挤奶器有助于增加母乳量。另外，产妇应保证均衡膳食，并在医生指导下适当补充钙和其他营养素，以便给宝宝提供营养全面的乳汁。

28 怎样把母乳喂养这门功课做好？

有了宝宝之后，妈妈们总想给宝宝最好的，在喂养方面也是一样。母乳喂养对母亲和宝宝都有益处，世界卫生组织建议宝宝6个月内纯母乳喂养，满6个月龄后在添加辅食的基础上持续母乳喂养到2岁甚至更长时间。越来越多的产妇认识到母乳喂养的重要性，希望母乳喂养。那么怎样才能顺利地实现母乳喂养呢？

第一，要想做好母乳喂养这门功课，产妇要从孕期便开始准备。（1）要做好心理准备。孕妇可以提前学习一下母乳喂养的好处、母乳喂养的正确姿势、母乳喂养次数和时间等知识，树立母乳喂养有益于宝宝正常生长发育和宝妈身体健康的正确意识，坚定自己母乳喂养的信心。

（2）要做好营养准备。孕期平衡膳食，合理营养，保持体重适当增长，有利于产后泌乳。一般情况下，孕期增加的体重中有 3 ~ 4 千克的脂肪是为产后泌乳储存能量，母乳喂养有助于这些能量的消耗，有利于产后体重恢复。

（3）要做好乳房护理。处于孕中期时孕妇的乳房开始再次发育，应选择合适的内衣，不要挤压乳头，以免妨碍乳腺发育。从孕中期开始，可经常按摩和揉捏乳头。如果孕妇的乳头较短或是内陷，更应该从孕中期开始做准备，每天向外牵拉乳头，为产后母乳喂养做准备。

第二，产后要尽早开奶。"早接触、早吸吮、早开奶"是顺利进行母乳喂养的重要方法之一。很多权威宝宝喂养指南中都强调应该尽早开奶，保证宝宝的第一口食物是母乳。为什么要尽早开奶呢？（1）尽早开奶有助于促进母亲的乳汁分泌。宝宝在出生后的吸吮反射较为强烈，让宝宝尽早并且持续地吮吸乳头，有利于刺激母亲的乳汁分泌，是保证成功开奶的关键措施。（2）尽早开奶可以使宝宝获得初乳中的丰富营养。宝宝的胃肠道发育尚不成熟，胃容量很小，就只有樱桃那么大，并且肠黏膜发育不完善，消化酶不成熟。产妇的初乳更适合新生宝宝的这些特点。初乳的蛋白质含量是成熟乳的 2 ~ 3 倍，其中 90% 是乳清蛋白，其氨基酸模式更适合新生宝宝；初乳中还含有丰富的免疫球蛋白及细胞因子，如白细胞介素、乳铁蛋白、脂肪酶等，有助于提高宝宝的抗病能力；初乳中含有丰富的低聚糖，也就是益生元，可作为肠道中双歧杆菌、乳酸杆菌等益生菌的"食物"，促进益生菌的生长，有利于宝宝建立正常的肠道菌群。（3）尽早开奶还能减少配方奶粉可能引起的迟发型过敏反应。配方奶粉中的异原性大分子蛋白质易透过肠黏膜细胞间隙进入体内，而宝宝的免疫系统尚不成熟，易发生过敏反应。

那如何尽早开奶呢？宝宝娩出后应母婴同室，将宝宝放在母亲身边，与母亲亲密接触，同时让宝宝尽快吮吸乳头，双侧乳头各吮吸 3 ~ 5 分钟。产妇应精神放松，保持愉悦的心情。家人则应帮助产妇缓解心理压力，给予鼓励和支持。

小贴士 哺乳之后应注意的问题有哪些？

产妇每次给宝宝哺乳结束时，要注意正确移开乳头。很多时候，宝宝在吃奶过程中会睡着，不要让宝宝含着乳头睡觉，应该轻轻压住宝宝的额部，待宝宝松口后让乳头滑脱出来。不要生硬地把乳头从宝宝口中拽出，尤其是宝宝长牙之后，避免损伤乳头皮肤，造成皲裂甚至感染，影响哺乳。

小月龄的宝宝在喂奶之后要拍嗝。小月龄宝宝喂奶后若直接平躺在床上容易出现溢奶的现象，所以产妇应该在喂奶之后给宝宝拍嗝，将伴随吃奶过程吞入胃中的空气排出。方法是：用手托住宝宝的头颈部，慢慢将宝宝竖着抱起，将宝宝的头部轻轻放在妈妈肩膀上，再用手轻拍宝宝背部，待宝宝打嗝之后再放到床上。

哺乳后若乳房仍有乳汁剩余，应将乳汁排空。宝宝吃饱后如果产妇觉得乳房仍有胀感，还有乳汁剩余，应用吸奶器将乳房剩余的乳汁排空，既能防止乳汁淤积继发炎症，也有助于促进乳汁分泌。

小贴士　　　得了乳腺炎是否就不能哺乳？

乳腺炎是很多哺乳妈妈心中的痛，得过乳腺炎的女性估计都会对那种剧痛记忆犹新。乳腺炎也是产妇无比害怕的一个坎儿，生怕中招。

哺乳期急性乳腺炎多是因为乳汁淤积继而发生的细菌性炎症，一般是由金黄色葡萄球菌感染引起的。哺喂不及时导致涨奶、每次不能充分排空乳房、不小心外力挤压或碰撞等因素都可能导致乳腺炎的发生。乳汁分泌旺盛的产妇有时会"涨奶"，如果不及时排空，容易造成乳腺堵塞而发生乳腺炎，一定要注意预防。

得了乳腺炎后会出现乳房疼痛、发热、怕冷、浑身无力等症状，这种情况下是不是应该停止哺乳呢？实际上，如前文所述，乳汁淤积是乳腺炎发生的主要原因之一，发生乳腺炎后勤哺乳反而有利于乳腺排空，促进乳腺炎缓解。因此，发生乳腺炎期间一般不需要停止哺乳。因为就算停止哺乳，也需要频繁使用挤奶器来排空乳房，而挤奶器肯定是没有宝宝的嘴巴好用的。那这样的乳汁对宝宝的健康会不会有不好的影响呢？这个也不用担心，宝宝是不会因为吃母乳而被细菌感染的。

如果服用了消炎药呢？对于哺乳期急性乳腺炎，医生多会给开青霉素或头孢类抗生素进行治疗。只要是医生开具的哺乳期可以服用的抗生素，说明它们能进入乳汁的量很少，对宝宝而言是安全的。即使妈妈用了药，也不需要停止哺乳。

非常不建议的一种做法是：有些乳腺炎很严重的妈妈，因为怕吃了抗生素对宝宝的健康不利，无视医生的建议，强忍着坚持不吃药。这种"自我牺牲式"的做法很有可能导致乳腺炎进一步恶化，发展为乳腺脓肿，不得不去医院开刀引流，结果就是产妇和宝宝都遭罪。

总之，哺乳期不小心患了乳腺炎的产妇还是可以继续哺乳的，而且合理服用抗生素也不影响哺乳。

小贴士　　携带乙肝病毒的产妇还能哺乳吗？

　　我国约有8%～10%的人乙肝表面抗原呈阳性，其中一部分为育龄女性。这些女性对于怀孕生子这件事便比普通人多了一层顾虑：我的宝宝会不会感染乙肝？我的宝宝是不是只能吃奶粉？

　　不可否认，母婴传播是乙肝病毒感染的重要途径之一，更是婴幼儿感染乙肝的最主要原因。患有乙肝的产妇可能通过胎盘将病毒传给宝宝，也可能在生产过程或是哺乳过程中将病毒传给宝宝。

　　不过，携带乙肝病毒的产妇也不需要过度担心，目前临床上已经有成熟的母婴阻断措施，可以保护宝宝免受乙肝病毒感染的威胁，主要的方式是乙肝疫苗和乙肝免疫球蛋白接种。

　　至于能不能母乳喂养，一般认为对于携带乙肝病毒的母亲，在宝宝全程接受被动及主动联合免疫的情况下，母乳喂养不会增加宝宝患乙肝的风险，也就是说可以进行母乳喂养。

小贴士　　怎样才能预防乳腺炎？

　　（1）掌握正确的哺乳姿势，让宝宝正确含乳，防止乳头皲裂而造成细菌感染。正确的含乳动作应该是宝宝张大嘴巴含住大部分乳晕，而不是仅含住乳头。

（2）每次喂奶时应让宝宝吃空一侧乳房后再换另一侧。下次喂奶时则应更换先后次序，先从另一侧乳房开始，以保证双侧乳房都有排空的机会。如果一次哺乳结束后还有较多乳汁残留在乳房中，乳房仍有胀感，应用吸奶器将残余的乳汁吸出来，防止乳汁淤积继发感染。

（3）注意个人卫生，勤洗澡。如果乳汁比较多，应使用乳垫并勤更换。

（4）选择合适的哺乳内衣，防止乳房受挤压。同时避免乳房遭受宝宝的身体、动作或其他外力的挤压和碰撞。

29 宝宝可以吃初乳吗？

分娩后 7 天内分泌的乳汁称为初乳。初乳呈淡黄色，质地黏稠，含有丰富的营养素和免疫活性物质，对宝宝来说非常珍贵。初乳与普通的乳汁相比有什么不一样呢？

（1）初乳含脂肪量少，富含糖类、蛋白质，非常容易被消化，是宝宝最完美的第一道食物。

（2）初乳有通便的作用，可以促进胎粪排出，排出过量胆红素，从而预防黄疸的发生。

（3）初乳含有免疫球蛋白和免疫细胞，可以增强宝宝对细菌和病毒的抵抗力。

（4）初乳有助于宝宝胃肠道功能的最初发展。初乳像是给宝宝的胃肠道增加了一层保护膜，防止外来物质侵入。

（5）让宝宝尽早反复吸吮乳头，不仅可以让宝宝获得初乳的营养，还可以刺激乳房产生充足的成熟乳。

因此，如果顺利分娩，母子健康状况良好，宝宝出生后应尽快吸吮妈妈乳头，刺激初乳分泌。

另外，剖宫产的妈妈可以立刻给宝宝喂母乳吗？剖宫产的妈妈在生产后由于身体虚弱，伤口疼痛，往往会延缓对宝宝的母乳喂养。但实际上，剖宫产的妈妈也应该尝试着克服困难，尽早地开始哺乳。

30　什么是前奶和后奶？

很多人听过"前奶"和"后奶"这两个词，它们是什么意思呢？哪种奶更好？

母乳的神奇之处就在于它是根据宝宝身体的需要而分泌的，在整个哺乳期会随着宝宝月龄的增长而不断发生成分变化。即使在每次短短几十分钟的哺乳过程中，母乳的成分也在发生着变化。通常每次哺乳刚开始泌出的乳汁质地稀薄，含水分和蛋白质较多，被称为"前奶"；过一段时间后乳汁质地变成较浓稠的白色，此时的乳汁富含脂肪、乳糖和其他营养素，这种乳汁便是大家所说的"后奶"。

有些奶水充足的妈妈感觉前奶比较稀，后奶则比较浓稠，于是每次都用吸奶器把前奶吸出来弃掉，让宝宝直接喝比较浓稠的后奶，认为这样更营养，对宝宝更好。其实这是不对的，母乳可以说是为宝宝量身打造的，不同时段奶的成分和功能不同，都不是多余的。前奶所含的水分比较多，可以给宝宝解渴，也含有丰富的蛋白质；后奶中脂肪和蛋白质等营养素含量较高，能给宝宝提供更多能量和营养。因此，在母乳喂养时，一定不要把前奶挤掉，也不要一侧乳房的乳汁未喂完就换到另一侧。正确的做法应该是让宝宝吃空一侧乳房的乳汁后再吃另一侧，保证宝宝可以同时吃到"前奶"和"后奶"，获得更全面的营养。

31 哺乳期该怎么吃？

产妇的营养状况对母乳的产量和质量具有直接影响。产妇如果缺乏某些营养素，就容易造成宝宝对该营养素的摄入不足，特别是某些微量营养素和脂肪酸等。每类食物的风味和所含的营养均有不同，产妇如果偏食，可能使宝宝摄取的营养不均衡不全面，还会影响宝宝日后对各种食物的接受程度。另外，产妇在哺乳期需要逐步修复因妊娠和生产造成的组织损伤，促进各器官功能恢复，并补偿孕期丢失的营养。

因此，产妇与一般女性相比需要更多的能量和营养，应坚持平衡膳食原则，保证食物多样化，每类食物都应该适量地吃一些。这样不仅有利于自身健康，也有助于产生合格的母乳。具体应做到以下几点：

（1）适量吃主食。平均每天谷类 250 ~ 300 克，薯类 75 克。谷类中应有五分之一以上为杂粮。

（2）吃足量的蔬果。蔬菜每天 500 克，其中深色蔬菜（深绿色、红色、黄色、紫色等）应占 2/3 以上。水果每天 200 ~ 400 克。

（3）摄入充足的动物性食物。哺乳期间由于泌乳的需要，需每天额外增加 25 克优质蛋白质，因此需要适量增加禽畜肉、肝脏、鱼贝类、蛋类等动物性食物的摄入量，每天总量应达到 220 克左右。动物性食物，特别是肝脏类，还含有丰富的维生素 A 和血红素铁，都是保证乳汁营养全面和促进产妇身体恢复的重要营养素。

（4）摄入充足的钙。0 ~ 6 月龄宝宝纯母乳喂养的情况下，按每天平均泌乳 750 毫升计算，6 个月的哺乳期内产妇通过乳汁丢失的钙约 50 克，占母体钙总量的 5%。产妇如果钙摄入不足，就会溶出自身骨骼中的钙来维持乳汁中的钙含量，易引起腰腿酸痛、肌肉抽筋等症状，甚至发生骨质软化症。为维持钙平衡，产妇应增加钙的摄入量，每天达到 1000 ~ 1200 毫克。建议每天喝奶 500 毫升，常吃虾皮、芝麻酱、豆制品、绿叶蔬菜等食物。如果不能通过食物获取足够的钙，就需要通过服用钙剂每天额外补充300 ～ 600毫克钙。补钙的同时应注意补充维生素D。

（5）足量喝水。产妇对水的需要量多于普通女性，而乳母每天需要的水比孕妇还要增加800毫升。产妇水摄入不足会直接造成泌乳量下降，因此应足量喝水。

（6）产妇不需要刻意"大补"，也不要轻信民间千奇百怪的哺乳期"饮食大法"，如前半个月只喝蔬菜汤排毒除湿等，这些错误的做法很容易造成营养不良。

（7）如果因各种原因导致膳食不够均衡，可以通过膳食补充剂适当补充维生素、矿物质和必需脂肪酸等营养素，以满足自身和宝宝的需要。

32　哺乳期需要多喝汤吗?

很多人都听说过"多喝汤能下奶"的说法，因此产妇在哺乳期间一般会被要求大量喝汤，包括鱼汤、肉汤、菜汤、谷物稀粥等。

实际上，鼓励产妇多喝汤的主要目的就是增加每天的水摄入量。女性产后6个月内平均每天分泌乳汁750毫升，而水是泌乳的基础。因此，产妇多喝水是必需的。单纯靠喝水来实现充足的摄水量，很多人做不到，所以就有了通过大量喝汤来补水的传统做法。然而，喝汤虽能补水，也应讲究科学。产妇喝汤应注意以下几点：

（1）汤水的营养密度不高，进餐时喝太多汤会影响其他食物的摄入量。建议在餐前少喝一点汤，在进食正餐到八九分饱以后，再喝一碗汤。

（2）肉汤的营养成分只有肉的1/10，单从补水的角度可以，但从补充营养的角度，喝很多肉汤也不及吃上几块肉。所以喝肉汤时别忘了吃掉汤里的肉。

（3）产妇喝的汤应清淡少油，避免摄入过多钠和脂肪。太油的汤会影响产妇的食欲，还有可能引起宝宝脂肪消化不良性腹泻。建议用鱼贝类、虾米、瘦肉、豆腐、蔬菜等脂肪少的食材做汤。

有的产妇不爱喝汤，那只喝水是否也可以呢？答案是可以！曾有研究者对乳母的水摄入量与泌乳量进行调查，发现母乳量随着水摄入量的增加而增加。所以，那些不爱喝汤的产妇不需要担心会影响泌乳或强迫自己去喝，多喝水也是可以的，无须把各种汤"神化"。

要想增加泌乳量，除了喝汤和喝水外，更重要的是产妇应尽早开奶，并让宝宝频繁吸吮，每天应亲喂宝宝十次以上。还要保证合理的营养、规律的生活和充足的睡眠。家人也应帮助产妇舒缓压力，主动承担起一部分照顾宝宝的工作，使产妇能够充分休息，保持愉悦心情和积极状态。

33 母乳吸出来储存时要注意什么问题？

许多产妇由于产假结束需要回归工作，或因为其他一些原因无法全天给宝宝亲喂母乳，这时就需要"间接哺乳"。所谓间接哺乳，是指产妇没有办法确保在宝宝饥饿时马上母乳喂养的时候，可以用吸奶器提前将母乳吸出来保存，待宝宝饥饿时倒入奶瓶中喂养。

也有很多产妇担心把奶吸出来之后放在冰箱里储存会不会变质？实际上，保存得当的母乳其品质和安全性是有保证的，在一定时间内可以给宝宝饮用。储存母乳主要应该做到以下几点：

（1）恰当选择容器。母乳短期冷藏保存的话，玻璃瓶比塑料瓶效果更好，建议首选玻璃瓶。若是冷冻保存，可采用母乳专用储存袋。

（2）保持容器清洁。重复使用的储奶容器应在使用后，认真刷洗干净，倒挂晾干，最好每天进行一次蒸汽消毒或高温蒸煮消毒。一次性储奶器更便捷，但不要为了节省而重复使用。

（3）注意储存时间。吸出来的母乳应立即放入冰箱，根据使用的时间决定是冷藏还是冷冻。如果当天或次日就要喂给宝宝，那么冷藏就可以了；如果 1 ～ 2 日内不给宝宝饮用，就需要冷冻保存。

一般情况下，在 20 ~ 30℃室温条件下将母乳容器加盖放在阴凉处，可以保存 4 小时；在便携式保鲜冰盒内（15℃）可以保存 24 小时；在冰箱保鲜区（4℃左右）可以保存 48 小时，但经常开关冰箱门的情况下，就只能保存 24 小时左右；在冰箱冷冻室（–15 ~ –5℃）可以保存 3 ~ 6 个月；在低温冷冻冰箱（低于 –20℃）可以保存 6 ~ 12 个月，如图 10 所示。

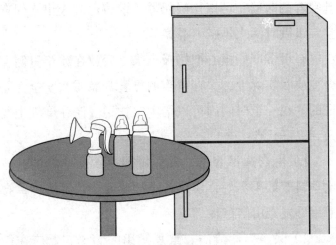

图 10　正确储存母乳

为了便于管理，冷冻储存的母乳应根据宝宝平时喝奶的习惯和不同时间段的进食量分装成不同规格后再冷冻，并用记号笔在储奶容器上标记好挤奶时间和容量。应将冻存的母乳置于冰箱内单独的区域，不要与其他食物堆积在一起，避免交叉污染。母乳冷冻后会膨胀，所以不要将储奶瓶或储奶袋装得太满，避免胀破溢出。使用储奶袋时应在封袋前将空气挤出。

（4）正确进行复温。冷冻储存的母乳，应在给宝宝饮用前置于冰箱冷藏室缓慢解冻，但解冻时间不要超过24小时。母乳不宜高温煮沸，以免损失其中的营养物质和活性成分。应将解冻后的母乳置于温水中水浴复温。解冻后未喝完的母乳应丢弃，不要再次冷冻储藏。

总之，用科学的方法储存母乳，既能让产假结束的妈妈安心投入工作，也能让宝宝吃得健康又安全。

34　母乳喂养期间哪些食物最好不要吃？

母乳喂养是个促进亲子关系的幸福过程。为了保证母乳喂养顺利进行，产妇需要注意自己的生活方式、情绪等。其中，饮食的作用至关重要。由于产妇每天吃进去的食物对乳汁的分泌有一定影响，而泌乳的状态也会进而影响到宝宝，所以产妇在饮食上不能随心所欲，应注意避免哪些食物呢？

（1）不吃或少吃腌制食物。腌制加工的食物一般含有较多盐分，且常含有对产妇和宝宝健康均不利的亚硝酸盐。在腌制过程中还可能存在卫生问题。

（2）少吃刺激性食物。辛辣或冰冷的刺激性食物会给产妇身体造成负担，进而可能影响泌乳，建议少吃。但民间有说法称"产妇吃了凉的，宝宝就会拉肚子"却是无据可依的。产妇吃得再凉，分泌的乳汁也是温的，倒是产妇自己要注意吃多了冰冷食物会引起腹泻。

（3）少喝浓茶、浓咖啡等咖啡因含量高的饮品。与孕期一样，咖啡因也并非哺乳期的绝对禁忌。但产妇摄入咖啡因应适可而止，每天不要超过200毫克（约1～2杯咖啡），以免引起宝宝出现神经亢奋、躁动不安等情况。

（4）避免含酒精的食物或饮品。产妇饮酒后，酒精会进入乳汁中，一旦被宝宝摄入，将对其健康和发育产生非常不利的影响。饮酒后好几个小时内生产的乳汁中都会含有酒精，而且喝的越多，代谢需要的时间越长。另外，酒精还会抑制产妇的泌乳反射，减少泌乳量。

（5）少吃汞含量高的鱼类。在前面的健康孕育篇已介绍了孕妇吃鱼的注意事项。产妇所要遵循的原则基本一致：吃鱼应适量，并且要避免高汞鱼类。

除了食物外，产妇也要注意不随意服用药物。如果出现身体不适确实需要药物治疗时，必须在专业医生的指导下选择适宜的药物。

小贴士　产妇生病了能否吃药？

产妇若是在哺乳期生病，不要自己乱服用药物，应及时向医生咨询，并主动告知医生自己处于哺乳期，在医生的指导下合理选择药物。

对产妇而言，大多数药物是可以服用的，不要过于担心或随意停止母乳喂养。服药时间上应有所注意，最好在哺乳刚刚结束后服用药物，并且尽可能与下次哺乳时间间隔4小时以上。

如果患有急性感染性疾病或是其他严重疾病，需要大量使用药物，建议停止母乳喂养；应避免服用四环素、氯霉素、磺胺、雌激素类药物；如果服用治疗精神疾病的药物或是抗惊厥药物，需要监测宝宝是否有如嗜睡等异常状况出现；如果一些药物没有标明禁忌证或缺乏安全保证时，建议停止母乳喂养。

35 怎样吃能下奶？

奶量少，是产妇比较焦虑的事情。为了增加泌乳量，也用尽了各种办法，那什么才是正确的办法呢？

（1）心情愉悦很重要。很多产妇刚刚开始照顾宝宝，缺乏经验，容易焦虑。当奶量少的时候，宝宝由于饥饿哭闹，会加重产妇的不安情绪；加上工作和家庭等方面的压力，容易消磨母乳喂养的信心。

但产妇应努力克服焦虑、抑郁等不良情绪，因为研究表明，产妇的心理因素可刺激或抑制催乳素的产生及释放，直接影响泌乳。有一项对 400 名产妇进行的研究发现，随着产妇抑郁程度的加重，泌乳素水平降低；随着抑郁和焦虑程度的加重，产后泌乳始动延迟，泌乳时间越晚，泌乳量也越少。因此，产妇应在家人的关心支持下，舒缓心理压力，保持心情愉悦，树立母乳喂养的信心。

（2）宝宝的帮助不可少。产妇要想增加泌乳量离不开宝宝的帮助。分娩后应尽早让宝宝吸吮乳头，早开奶。母乳喂养期间让宝宝频繁吸吮，24 小时内至少 10 次，通常宝宝吸得越多，产妇的乳汁分泌也会越多。宝宝吸吮时应注意姿势，需让宝宝将乳头和乳晕的大部分同时含入口中，这样宝宝在吸吮时才能充分挤压乳晕下的乳窦，促进乳汁排出；正确的吸吮姿势还能刺激乳头上的感觉神经末梢，促进泌乳反射。

（3）合理营养是基础。充足的营养是产妇泌乳的物质基础，所以应保证食物多样化且比例均衡；每天摄入富含优质蛋白质和维生素 A 的动物性食物。另外，产妇每天的水摄入量也与乳汁分泌密切相关，应足量喝水，每天 2100 毫升以上，餐食中也应常有流质食物，如小米粥、鲜鱼汤、豆腐汤、蔬菜汤、排骨汤等，注意要避免油腻浓汤。

（4）规律生活是保障。产妇在分娩过程中已经耗费了很多体力，身体比较虚弱，产后应避免疲劳，每天保证8 小时以上的睡眠时间。这就需要家庭其他成员给予足够的支持，多分担家务劳动和照顾宝宝的工作。

世界卫生组织建议母乳喂养到 2 岁，产妇应该做好心理准备，母乳喂养虽然长期而辛苦，但是益处多多。

小贴士 喝脐带血下奶？喝米酒下奶？

民间流传着不少下奶偏方，其中一个就是喝脐带血下奶，靠谱吗？喝脐带血下奶的说法并没有任何科学依据，哺乳妈妈们千万不要听信这类毫无根据的偏方而虐待自己。

米酒也是在很多地方流行的下奶食物，用米酒煮鸡蛋、煮汤圆给哺乳期的女性下奶是很常见的做法。然而，这种做法是大错特错的。先不说米酒下奶的说法根本没有什么科学根据，重要的是米酒也是一种酒，很多米酒的酒精度数还不低。产妇喝米酒，摄入的酒精会通过乳汁传递给宝宝，给宝宝的发育带来不利影响，酒精还会抑制产妇的泌乳反射，造成泌乳量减少。

36 产后如何快速恢复体重？

中国人讲究"坐月子"，这期间产妇很少运动，并且会进补各种食物，最终导致产后体重居高不下。

但"静止式"的坐月子方式并不科学。无论是自然分娩还是剖宫产的产妇，若没有其他疾病或状况，产后第二天就可以下床，做短时间、简单的身体活动。长期卧床或缺少活动会造成肌肉萎缩，骨质丢失，后期运动难度更大。产后运动应循序渐进，逐渐加量，6周后应该开始做一些低强度的有氧运动，比如快步走、慢跑、做健身操、踩脚踏车等。

除了要增加活动量，产后减肥还需要注意控制饮食。很多产妇担心节食力度太大会导致奶水不足或没营养，影响宝宝的生长发育。其实只要科学控制饮食，并不会影响奶水质量和宝宝的营养健康。产妇每天需要的能量只比怀孕前增加500千卡，相当于多吃一碗100克的米饭（230千卡）、一个煮鸡蛋（70千卡）、一盒250毫升的纯牛奶（150千卡）和一块不到50克的瘦肉（50千卡）。不需要大补特补，比如大量吃肉鱼蛋等动物性食物或无限制地喝脂肪含量高的猪蹄汤等。需要注意的是，产妇也不能因为想快速恢复身材而过度节食，以免造成代谢紊乱，影响泌乳。减重速度不宜太快，一般每周体重应减重0.5千克左右。

37　母乳喂养宝宝到多大为好？是不是时间越久越好？

母乳是宝宝最理想的食物，是最佳的营养支持。母乳喂养有利于促进宝宝肠道微生态环境建立和肠道功能成熟，降低感染性疾病和过敏反应发生的风险；母乳喂养可营造母子情感交流的环境，给宝宝最大的安全感，有利于宝宝心理行为和情感发展；母乳喂养经济、安全又方便，还有助于宝妈恢复体重，降低患乳腺癌、卵巢癌和2型糖尿病的风险。

既然母乳喂养这么多好处，那是不是母乳喂养越久越好呢？母乳喂养应持续到什么时候？

在条件允许的情况下，应纯母乳喂养6个月。在宝宝4～6个月龄期间逐渐开始添加辅食，但母乳喂养应继续，而且在添加辅食之初的几个月内，母乳喂养依然应是宝宝主要的能量和营养来源。7～9个月龄宝宝每天摄入的母乳量应不低于600毫升，喂养次数不少于4次。随着宝宝不断长大，应逐步增加食物量，相应地减少母乳量，但每天也应保证500毫升左右的奶量。母乳不足时，需要用配方奶粉补充。

6个月龄后的宝宝虽然可以吃其他食物了，但母乳仍是其获得能量、营养素以及抗体、乳铁蛋白、母乳低聚糖等有益因子的重要来源，可降低宝宝腹泻、中耳炎、肺炎等感染性疾病和食物过敏、特异性皮炎等过敏性疾病发生风险；与此同时，继续母乳喂养还可增进母子间的情感连接，促进宝宝神经和心理发育。

随着宝宝不断长大，母乳在其膳食中所占比重和发挥的价值逐渐减小，继续母乳喂养的"性价比"就不是很高了。而且，宝宝进入幼儿阶段后应帮助其逐渐脱离对母乳和妈妈的依赖感，培养其独立性。因此，母乳喂养虽好，也不能无限期持续下去。WHO建议母乳喂养至宝宝2周岁。很多产妇即使不想喂那么久，也至少应坚持母乳喂养至宝宝1周岁以后。

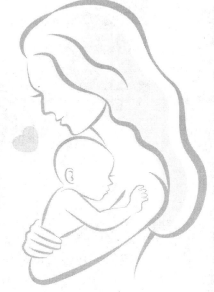

简单易做营养餐篇

孕期及哺乳期妇女不仅要通过食物满足自己的营养需求，还要承担起孕育和哺喂宝宝的重任。所以，在膳食方面一定要注意营养搭配，要科学地吃、合理地吃，不能胡吃、乱吃。下面推荐几个比较适合于孕妇吃的菜品，制作简单，营养可口，各位孕妇或产妇可以学起来试试看！

1 清蒸鲈鱼

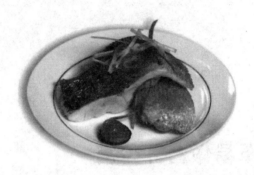

　　鱼肉属于"白肉"，所含的蛋白质多，脂肪、能量相对较低，很适合既需要补充优质蛋白质又需要控制体重的孕妇食用。有些鱼类还富含 DHA 等多不饱和脂肪酸，有利于宝宝大脑发育。

　　鱼类的做法以清蒸为佳，这样的做法可保证口味清淡，烹调过程中使用油盐和调味品较少，营养素破坏程度低，而且易被消化吸收。不建议采用炸、烤等不健康的烹调方式制作鱼类。

　　做法如下：将鲈鱼清理干净，打上花刀，放蒸锅蒸熟；调好鱼汁（料酒、盐等），浇在鱼身上，撒上葱姜丝即可。除鲈鱼外，罗非鱼、三文鱼、鳕鱼等也都是适合孕妇的鱼类，各位宝妈可以根据自己的口味换着花样吃。

2　白灼虾

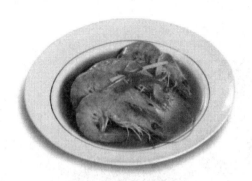

　　虾肉也属于含蛋白质较多、脂肪较少的"白肉"，口感鲜美，也很适合孕妇食用。虾中所含的虾青素还有抗氧化、抗衰老等生理活性。

　　虾的做法也以白灼、清蒸等方式为佳。"白灼虾"就是一道简单易做的孕产期美食。

　　做法如下：将鲜虾洗净，辣椒丝放在味碟上。用旺火烧油，浇在辣椒丝上，再加入生抽、麻油、葱丝、姜末和盐拌匀；用旺火把清水烧开，下入鲜虾焯熟捞起，控去水分装盘便可。

　　需要注意的是，一定要选择新鲜的虾。不新鲜的虾由于细菌和酶的作用会发生蛋白质分解，产生多种生物胺类物质，对人体会产生危害。不少人声称自己对海鲜过敏，所以不敢吃虾，但研究发现引起海产品过敏的真正元凶很多时候并非海产品本身，而是不新鲜的海产品中产生的一些胺类或其他有害物质。因此，对于曾经发生过海鲜过敏的孕妇，可以买点鲜活的优质虾少量尝试一下，判断是否真的对海鲜过敏。

3 芹菜炒鸡肝

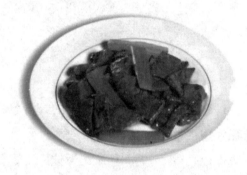

铁是孕期最容易缺的营养素之一，因此孕妇需要注意补铁。鸡肝、羊肝、猪肝、鸭肝、鹅肝等是铁含量很高的食材，每 100 克肝中的铁高达 20 毫克左右。肝中还含有丰富的维生素 A、维生素 B_2 和优质蛋白质，这些都是孕妇和宝宝不可或缺的营养素。

芹菜中富含膳食纤维，而膳食纤维可以促进胃肠蠕动，有助于缓解孕期和产后便秘问题。

在此，为大家推荐一道"芹菜炒鸡肝"。

做法如下：锅内放油，烧至四五成热时，加入葱、姜、蒜煸香；倒入洗净切好的鸡肝煸炒，随后加入芹菜继续翻炒，再加入盐和生抽等调味料，直至鸡肝彻底炒熟（颜色由红变为灰白）。

做这道菜需要注意的是鸡肝一定要完全炒熟，不要吃半生不熟带血丝的鸡肝。另外，鸡肝虽好，但胆固醇含量较高，不宜天天吃，一般每周吃2～3次即可。猪肝、鸭肝、羊肝等动物肝脏的营养成分大同小异，可以根据情况自行选择。

4 芝麻菠菜

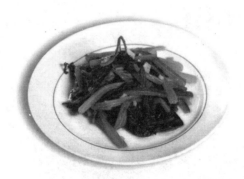

菠菜也是民间追捧的补铁食物，但实际上菠菜中的铁含量很有限，每100克仅含2.9毫克，而且是吸收率低的非血红素铁，所以吃菠菜补铁并不科学。

菠菜虽不能补铁，但它作为一种深色蔬菜，含有丰富的维生素、矿物质和膳食纤维，比如叶酸、叶黄素、维生素 C 等，是孕妇应该常吃的蔬菜之一。

推荐给大家一道简单易做、清爽不油腻的"芝麻菠菜"：

做法如下：首先将菠菜去头洗净，锅中倒入热水，放入菠菜，烫熟后捞入凉开水中；其次将盐、生抽等调味品用凉开水拌匀后淋洒在蔬菜上；最后锅中倒少许油，下入芝麻煸炒熟；把炒好的芝麻均匀撒在菠菜上。

这道菜还可以做成"果仁菠菜"，在菠菜中加入腰果、花生等坚果，丰富口味的同时，还能补充亚油酸、亚麻酸等人体必需脂肪酸，以及维生素 E、维生素 B_2 和多种矿物质。

5 蒜蓉芥蓝

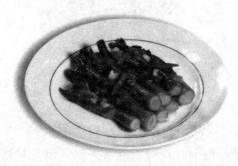

孕妇容易出现胃口不佳的情况，不妨试试蒜香扑鼻、口感爽脆的"蒜蓉芥蓝"。

做法如下：芥蓝摘洗干净后焯水，大蒜剁成末；炒锅放底油烧热，放入蒜末炒香，再放入芥蓝，加少许盐和糖煸炒均匀。

菠菜和芥蓝都属于深绿色蔬菜，这类蔬菜还包括西兰花、油麦菜、小油菜、茼蒿等。它们是叶黄素、β－胡萝卜素的重要来源之一，还含有丰富的类黄酮物质，具有抗氧化、延缓衰老等多方面作用。各种蔬菜都有自己独特的营养特点，没有哪种蔬菜能提供给人体全面的营养物质，孕妇应遵循食物多样原则每天换着种类吃。

6 三鲜豆腐

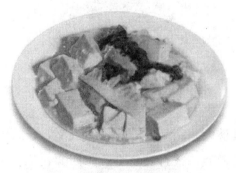

豆腐含有蛋白质、卵磷脂、钙等营养成分，口感软嫩，做法百搭。推荐一道"三鲜豆腐"给大家。

做法如下：将豆腐切成方块，香菇、冬笋切片；炒锅放油烧热，投入葱煸香，加高汤、豆腐、香菇、木耳、笋片烧开后，用中火烧透；加盐调味后用淀粉勾芡。

这道菜除了豆腐外，还有香菇、木耳、冬笋这三鲜。香菇和木耳属于菌藻类，富含多糖、膳食纤维、多种矿物质，冬笋素有"金衣白玉，蔬中一绝"的美誉，同样富含膳食纤维，蛋白质和微量营养素。因此，这道"三鲜豆腐"融合了4种食材的营养，做法也简单清淡，各位妈妈不妨试试。

7 青椒烧腐竹

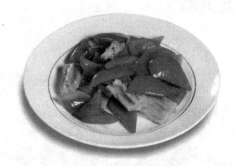

腐竹被誉为豆制品中的"营养冠军"，其中近一半成分是大豆蛋白质，并且腐竹不含胆固醇，是喜欢素食的孕妇获取蛋白质的绝佳途径。腐竹中含有22%左右的脂质，主要是不饱和脂肪酸，其中人体必需脂肪酸亚油酸含量很高，除不饱和脂肪酸外，腐竹中还含有对健康有益的大豆卵磷脂。

青椒是蔬菜中的维生素 C 王者家族成员，每 100 克青椒中维生素 C 含量为 72 毫克, 是橙子 (33 毫克) 的 2 倍多, 比猕猴桃 (62 毫克) 还高。青椒中含有丰富的膳食纤维和多种矿物质, 还含有多种具有生理活性的色素物质, 如叶黄素、番茄红素、花青素等。

在此推荐一道"青椒烧腐竹"给大家。

做法如下: 青椒洗净去籽撕成小块; 锅烧热, 放少许油, 放青椒块翻炒至变软变色, 放腐竹段; 加入盐、味精、酱油, 翻炒几下即可。

8　滑蛋牛肉

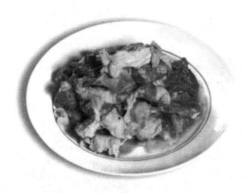

牛肉是孕期和产后不可或缺的一种食材, 可以提供优质蛋白质和铁。与其他肉相比, 牛肉的蛋白质含量高, 脂肪含量低, 同是看起来非常瘦的里脊肉, 猪里脊肉的脂肪含量是牛里脊肉的 8 倍左右。

牛肉的做法很多，炖、炒、做丸子、做馅儿均可。这里推荐一道"滑蛋牛肉"给大家。

做法如下：牛肉切薄片，用盐、嫩肉粉拌匀；将鸡蛋打在碗内，加入葱花、白胡椒粉搅打均匀；热锅入油，油温至5成时将牛肉片倒进去，变色后捞出放入碗内；将蛋液倒进炒好的牛肉片内，拌匀；炒锅内留一半的油，烧热后转小火，将牛肉蛋液倒进炒锅内，待蛋液稍凝固后翻动，约半分钟即可。

这道菜除牛肉外，还包含了鸡蛋的营养，提供卵清蛋白、卵磷脂、所有B族维生素、维生素A、维生素D、维生素K、锌、硒等。吃上这么一道高蛋白食物，一天所需的优质蛋白质差不多就够了。

9 白萝卜炖羊肉

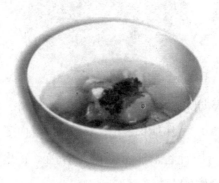

羊肉属于"红肉"，除优质蛋白质和铁之外，还含有铜、

硒等人体必需微量元素。

　　白萝卜炖羊肉是羊肉经典的吃法之一。白萝卜跟羊肉炖在一起，不仅能去除羊肉的膻气，还能起到解腻的作用。从营养角度看，白萝卜作为一种十字花科蔬菜，除了含有蔬菜中普遍存在的膳食纤维、维生素和矿物质外，还含有芥子油等特殊成分。芥子油可以增加胃动力，增强食欲，促进食物消化。

　　做法如下：羊肉切块，用凉水浸泡半小时去除血水，焯水去除浮沫；白萝卜洗净去皮，切成滚刀块，生姜切片，大葱切段；在砂锅里放适量水，加入羊肉、白萝卜和切好的葱、姜，大火烧开，再用小火炖一个半小时；加入适量盐和生抽，出锅时撒上香菜即可。

10　杂粮南瓜盅

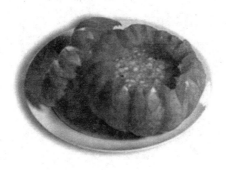

　　最后推荐一道可作为主食的菜给大家：杂粮南瓜盅。

南瓜中的胡萝卜素含量很高，并且还富含水溶性膳食纤维。膳食纤维能帮助改善肠道功能，预防和治疗孕期便秘。南瓜属于高钾低钠食物，特别适合妊娠高血压和水肿的孕妇食用。

南瓜盅里的杂粮可以根据喜好搭配，比如薏米、荞麦米、黑米、小米、高粱米、红豆、绿豆等，还可以加入一点红枣或枸杞。

做法如下：先杂粮蒸熟；南瓜去瓤后上笼蒸熟；向蒸熟的杂粮中加入高汤，盛入南瓜盅或直接盛入。

南瓜盅里的杂粮还可以换成紫薯、红薯等薯类，或玉米段、山药段等与南瓜同蒸。